精准饮食抗癌智慧

畅销书《癌症只是慢性病：何裕民教授抗癌新视点》
《生了癌，怎么吃：何裕民教授饮食抗癌新视点》
著者最新力作

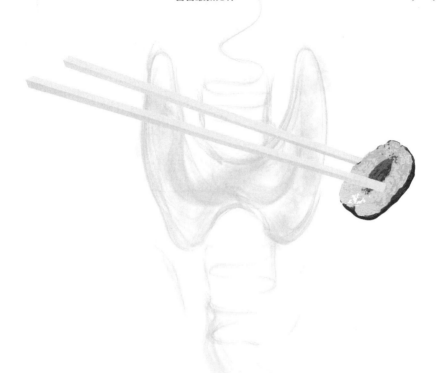

生了甲状腺癌，怎么吃

主　审：何裕民　　主　编：孙丽红　　倪红梅

副主编：高　健　　孙娜娜

编　委：洪　丽　　丁禹洁

C|S | **K 湖南科学技术出版社**

·长沙·

序

《生了甲状腺癌，怎么吃》一书，终于撰写完成了！是我指导的两位博士生兼教授主持撰写的，可喜可贺，故乐于说点感慨！

倪红梅博士从事中医学的教学、临床及科研工作逾30年。世纪之交时就来上海攻读博士，长期随我门诊，致力于中医药防治肿瘤的临床、科研及科普工作。作为全国中医优秀人才，她秉承"学经典、做临床、跟名师、强素养"的理念，努力将我倡导的"和合"思想融会贯通，在肿瘤防治中注重饮食和合，希冀将饮食疗法这一非医学手段应用于临床，让更多患者受益。孙丽红博士2005年开始在职读博士，随我门诊期间，进行了数千例癌症与饮食关系研究，得出了很多有意义的结论。十多年来，她更应邀在全国各地做了200多场饮食抗癌讲座，听者云集，并先后在全国多家电视台讲解饮食防控癌症的科学常识，收视率遥遥领先，发行量屡创新高，广受好评，开启了中国癌症防控注重饮食切入的崭新局面。

（一）

时至今日，随着研究的深入及需求的发展，人们强调饮食抗癌也需深入精准化。毕竟，不同的癌生在不同人身上，性质是不同的，措施也应有差异。我们在数万例患者的追踪服务中，已注意到这一点。可以说，这契合了个性化准确防范癌症的更深入需求。本书就是两位博士/教授在这方面贡献给芸芸大众的杰作。

孙丽红博士及其"和合学派"的师兄弟们先后推出了精准的癌症饮食指南近 10 本。其中，甲状腺癌的饮食指导是笔者最为看重、也最为关心的。理由很多：其一，甲状腺癌是目前发病率增速最快的癌症之一，国内外的诸多研究一致表明，饮食因素与甲状腺癌关系密切。临床上，经常有患者咨询：碘与甲状腺癌的发生、发展到底是什么关系？沿海地区甲状腺癌高发，饮食该如何调整？等等。这些问题一直困扰着诸多甲状腺癌患者。因为饮食不当，导致病情加重的也比比皆是。因此，甲状腺癌患者迫切需要得到权威、科学、实用的饮食指导。

其二，在可以预料的今后，甲状腺癌发病率还会直线飙升，且患者大多数都是城市里的白领职业人士，并以女性为多。她们往往生性谨慎、细腻、敏感，生活压力大，查出甲状腺有问题，在今天的医疗氛围中每每被渲染得"天塌下来了"，恐惧万分，需有正确权威的指导。尽管国际学术界已公认甲状腺癌绝大多数都是惰性癌（对健康威胁不大、进展缓慢），我们也在权威学术刊物上明确主张这一点，但限于当今社会弥漫着对癌症的不正确认知等，过度诊断、过度治疗问题在中国十分严重，甚至可以说到了泛滥的境地。因此，对甲状腺发现有点问题，需不需要第一时间手术，下一步怎么应对等，已成为社会性大问题（并不只是简单的医疗技术选择）。亟须有本权威性的著作针对性地加以指导，至少当人们陷入迷茫无助时，可以有所参照，谋定而动，择善以从；而不是惊恐万分，疑惑做不做手术。这方面，本书可以引为圭臬。

其三，甲状腺病变与碘的关系，错综复杂。生命的维持既需必要的碘，但又不能太过；每人在饮食中可摄入一定的碘，但这个又受地域及饮食习惯影响；各地碘的含量也不尽相同，中国既有富碘区域，又有贫碘区域；个人饮食习惯差异更大……因此，尽管原则上，我们赞同政府20世纪90年代推出的食盐加碘措施，但对此也有保留意见，全国千篇一律地"加"，就是个问题！为什么不把好事做得更好些、更合理点呢？比如，依据当地土壤含碘情况，且参佐甲状腺疾病流行学概况，"因地制宜"地加，即根据地方含碘的高低适当调整。换句话说，为什么不更精准点呢？因此，加碘措施既带来了某些情况的改善，也带来了新的问题。对于这些，后面会详细解读。至少两位教授博士写的这本书，对这方面的解读是比较全面且权威的，可以参考。每位读者可（而且应该）根据各自的情况，因人而异，选择加碘不加碘，以确保甲状腺功能处于良好及健康状态。

（二）

谈及甲状腺癌，有一项权威性研究多次被提及：美国1975—2009年间甲状腺癌发病率几乎翻了3倍，但死亡率基本保持不变。特别是20世纪80年代后，检测水平快速提升使得甲状腺癌的检出率飙升了2.4倍，但死亡率却没有变化，增加的几乎都是微小乳头状癌。又如芬兰对无甲状腺病史的成年人进行穿刺，结果有 36％ 被检测出甲状腺乳头状癌。可见其之普遍。

研究进一步明确：甲状腺癌中 85％ 为乳头状癌、50％ 以上为微小乳头状癌；而乳头状（含微小乳头状）甲状腺癌患者的 10 年、15 年总生存率分别为 94.6％ 和 90.7％。10 年、15 年生存率达 94.6％ 和 90.7％ 以上，这是什么概念？简单地说，10 年、15 年后超过 90％ 人还活着！就是说，它属于基本不致人于死地的癌！考虑到手术必然带来伤损及终身用药等，故完全有理由把它归结为惰性癌变。鉴此，要不要第一时间手术，需谨慎评估，切莫盲目而行！否则，恐怕追悔莫及。这也是我特别看重这本书的多重理由所在：发病率高，影响因素错综复杂，但本身致死率很低，却导致社会惊恐不已，亟须有明确声音，以正视听！

（三）

作为从医 45 年的老医生，患甲状腺相关疾病的患者见得特别多。20 世纪 80 年代就经常接触此类患者。90 年代初，有直系亲属插队在外地，因当地长期服用井盐，她当时任事务性领导（主管大厂销售），压力很重，几年后发现她脖子特别粗，影响吞咽，触诊有硬结，断定患了甲状腺癌（而且，至今认定判断没有错），极力主张立即开刀。她却坚决拒绝，因为插队同伴中发病率高，有人手术后情况不好，复发的很多！她只想借中医药调整，且已离开原来工作岗位（回沪了）。现将近 30 年过去了，她的甲状腺早就软化了，没任何不适，不仅逃过一劫，且没有特别用药……此后，笔者又诊疗了很多患甲状腺癌的患者（20 世纪 90 年代还没有惰性癌概念），很多没做手术的甲状腺癌患者似乎活得不比做了手术的差，有些方面甚至更好，故强调许多情况下甲状腺癌手术需谨慎，三思而行，"别第一时间冲进手术室！"

之所以强调甲状腺癌手术需谨慎，有几大理由：①甲状腺惰性癌多见，致死率低。②手术复发率不低，不管是乳头状癌，还是滤泡状癌，复发率都很高。③甲状腺癌中虽有髓样癌、未分化癌的恶性程度比较高（只是相对而言的），但它们所占比例很低，最多只占所有甲状腺癌的 1%～2%，且其常有些特异指标可以显示（如降钙素、癌胚抗原等）。因此，第一时间急匆匆地手术，并不足取。④临床观察中我们发现甲状腺癌是有触发因素的，其触发因素（源头）不控制，复发率就高。所谓触发因素，据我们观察，主要就是个体行为特征和饮食特点，性急、压力重、忙忙碌碌、常同时做几件事（焦躁）就是行为触发特征；至于饮食则参见本书。因此，无论手术与否，优化情绪至关重要；有些可疑患者借助调整情绪及饮食，即能有效消解肿瘤。⑤多数甲状腺癌患者术后需要服用左甲状腺素钠片（优甲乐），一般认为优甲乐很安全，其实不然。本人经手至少有多例甲状腺患者，长期服用优甲乐后出现了严重问题。一位患友居某，上海人，加入了美国国籍，年长本人六七岁，一家都是医生（西医），1998 年由美国返回上海做甲状腺癌手术，因为在美国做手术的费用他承担不起。做完手术后，做了 2 次化疗，又用了 2 次碘 -131。其实他就是一个普通的乳头状癌，这些都不用做。我当时表示反对，但他全家都是西医，说保险点，这样就可以彻底放心在美国生活了。2～3

年后他很快出现严重阳虚症状（其实是碘-131放射治疗后彻底摧毁了甲状腺的功能，甲状腺素分泌低之故），故他优甲乐用量比常人多。即使这样，借助中医药调整，他的症状仍较明显。24年间我们见面20余次，成为很好的朋友。然而到2015年前后，他并发严重的糖尿病（胰腺萎缩），肾小球滤过率低，全身水肿等。美国多家医院会诊，确定为长期大剂量优甲乐所致。新型冠状病毒肺炎疫情发生前（2019年底），他原本死活不肯上透析的，因尿毒症抢救，只能借助透析。现在他经常打电话给我，说想回国，但不让上飞机，动弹不得。因为当时我是激烈反对他碘-131放射治疗的，甚至手术都需谨慎。因此他一直记得这事并懊悔不已。类似患者还有多例，都是长期用了优甲乐后出现问题的，因为手术后服用优甲乐的问题无法回避。我们只能强调在控制良好情况下，优化剂量，能少用尽可能少用。

（四）

那么，一旦发现甲状腺有点问题或危险怎么办？提供一个个人经验供参考。考虑到绝大多数甲状腺病变都是良性的，即使癌变了，也大都是惰性的，只有极少数是未分化癌，或髓样癌，简单说致命性不高，不妨第一时间进行自我观察，先从控制自我行为及饮食做起，三五个月复查1次。如果一般常规方法控制不住，或癌胚抗原等仍旧持续升高，或降钙素也高，再做手术也来得及。须知，对老资历的临床医生来说，"观察"有时是非常积极且有价值的措施。

上海虹口区有一位著名的女企业家，与我同龄，相识已

25年了。她做事风风火火，工作效率极高，业务能力很强，经营着一家大企业。10多年前一天傍晚，本人门诊结束前她突然造访，她脖子上已画好了紫色印记，气喘吁吁的。看着她脖子，我觉得纳闷。她直截了当地告诉我，她已住进医院，做好手术准备了，第二天就手术。然后同事及伙伴来看她，提醒她："你要不要手术？不妨去看看何教授，你们不是很熟吗！"一句话提醒了她，故心急火燎地赶来。我看着她，触诊发现确定有硬结节，应该是甲状腺癌无疑。但不至于必须手术，遂建议她：这样吧，我知道你的性格及行事风格，先饮食调整，性子改改，放慢点，暂时别做手术，没有必要，三五个月后再看结果。她高高兴兴地回去了，后来复查，肿块明显缩小，从4厘米变成了2.6厘米，而且，从4B回到了3A。主刀医师也建议她缓行手术，她很高兴。如今10多年过去了，没有什么不适及负面影响。她是公司老总，公司内先后有10来位女同事，都是纠结于甲状腺病变开刀还是不开刀？寻着她的"示范"来找笔者咨询，个个都很好。该老总似乎有家族病史，一家中四五个人都有类似甲状腺问题，都采取保守治疗效果很好。尤其是她兄弟的孙女准备去英国留学，发现脖子特别大，甲状腺有囊性病变，影响呼吸。当地医院要求必须开掉再出国，女孩吓坏了，让她奶奶陪着来找我。我建议先调整，考虑她很快要出国，在家配合用外敷药，做成丸药带上！并嘱咐：早点睡，别熬夜；少吃烧烤；到英国少吃海鲜；每年回来找我复诊。当年她回来复诊，肿块就小了一圈，至少不憋气了！现5年多过去了，学成回国了。目前没有大问题，甲状腺检查下来在允许范围内，这至少免了一刀。

因此，甲状腺一旦发现有问题，不妨先观察，改变一下生活方式，这才是根本性的选择，而不是动不动就手术。对于这问题，有许多资料可参考。病理学院士韩启德的相关研究[2]就很有参考价值，可认真看看以帮助做出决定。

（五）

根据我们的研究，甲状腺的危险触发因素，压力是第一大因素，甲状腺癌一是与碘的摄入有关系，第二个和压力有关系！为什么城市发病率高？为什么女性发病率高？为什么女性"白骨精"（白领、骨干、精英）发病率高？为什么往往老师或财务发病率特别高？都是活得累，很有压力！这类女性往往追求完美，为人细致，工作有压力，什么事都想做好，且加上性子急，内内外外都想控制得很好！因为谁都知道，甲状腺就是个压力器官，参与调节压力的。故你不把压力减轻、释放了，它始终处于高压危险状态，就好像你老是高速开快车一样，难免闯祸。因此，改变生活习惯、应对方式，适度放慢节奏，有时候比治疗、用药更重要。

（六）

关于缺碘不缺碘等问题十分复杂，本书已做出了系统阐述可细细研究。简单归纳：首先搞清楚，因为中国通过20多年的食盐加碘，大多数地方已不再缺碘。以前我们看到大脖子病特别多，现在已很少了。因此，在多数不缺碘的情况下，你就要自我提防，留个心眼。如果你平时工作压力很大，性子急，脾气相对较暴躁，你吃的是加碘盐，平时又特别喜欢吃海鲜等，就需要特别注意了。我讲的海鲜是海带、紫菜、淡菜、贝壳等高碘类食物，因为这些东西含碘高，这时，就须做出取舍了：加碘盐，与富碘的海鲜，两者舍去一者，别吃加碘盐的同时再频频吃海鲜；可能平素吃无碘盐的更加安全些！多重碘的因素叠加在一起，问题就比较危险了。

总之，啰啰嗦嗦说了这么多，最后再强调，甲状腺病变与饮食行为关系比较密切，但不是一两句话能够简单归纳的。这本由医学及营养学专家联袂撰写的书，内容翔实，依据充足，分析到位，各位可细细品味，引为参照，相信开卷有益。

上海中医药大学教授、博士生导师
中华医学会心身医学分会前任会长　何裕民
中国健诺思医学研究院创始人
2022 年 7 月 23 日（大暑）

前言

　　本书两位主编都是何裕民教授的博士生。孙丽红老师读博期间，在上海中医药大学博士生导师何裕民教授（即本书的主审）的指导下，进行了数千例癌症与饮食关系的研究，得出了很多有意义的结论。近年来，孙老师应邀在全国各地做了200多场饮食抗癌讲座，听者云集，并先后在全国多家电视台讲解肿瘤的科学饮食，收视率一直领先。在如此坚实的研究背景和广大患者的积极支持下，孙老师于2012年6月出版发行了《生了癌，怎么吃：何裕民教授饮食抗癌新视点》，并于2016年对第一版进行了修订，充实了许多新的观点、数据、资料和实例，出版发行了第二版。倪红梅教授自本科毕业后留校任教至今，已从事中医药学的教学、临床及科研工作30余年。倪老师2000年就读于何裕民教授的博士，一直有幸长期跟随何教授，致力于中医药防治肿瘤的临床、科研及科普工作。作为全国中医优秀人才，她秉承"学经典、做临床、跟名师、强素养"的理念，努力将何裕民教授提倡的"和合"思想融会贯通，在肿瘤防治中注重饮食和合，希冀将饮食疗法这一非医学手段应用于临床，让更多患者受益。

　　《生了癌，怎么吃：何裕民教授饮食抗癌新视点》自出版发行以来，广受好评，发行量屡创新高。此书先后被中国书刊发行业协会评为"2012—2013年度全行业优秀畅销书"，被中国图书商报评为"2012年度畅销书"，荣获出版商务周报评定的2012年风云图书"年度风云生活书提名奖"。这些都确立了此书在中国民众饮食防控癌症中的历史性地位，对推广肿瘤科学饮食、中医食疗药膳文化起到了积极的作用。

甲状腺癌是目前发病率增速最快的癌症之一，国内外的诸多研究一致表明，饮食因素与甲状腺癌关系密切。临床上，经常有患者咨询：碘与甲状腺癌的发生、发展到底是什么关系？沿海地区甲状腺癌高发，饮食该如何调整？等等。这些问题一直困扰着诸多甲状腺癌患者，因为饮食不当，导致病情加重的也比比皆是。因此，甲状腺癌患者迫切需要得到权威、科学、实用的饮食指导。

为了能够给患者更加针对性的饮食指导，帮助患者提高生活质量和临床疗效，本书编写组在《生了癌，怎么吃：何裕民教授饮食抗癌新视点》的基础上，针对甲状腺癌患者推出了个性化的精准营养方案和饮食指导，使得患者能更加详细地了解甲状腺癌的饮食原则和食疗方法等。

本书先带领大家了解甲状腺及其相关疾病，详细介绍了导致甲状腺癌的主要因素，向读者呈现了最新的甲状腺癌与饮食关系的权威结论，同时列举了与甲状腺癌发病有关的一些不良饮食习惯。着重介绍了广大患者所关心的碘与甲状腺癌的关系，并提出了因地制宜、适当调整碘盐实施策略的观点。针对临床常见的甲状腺癌合并症，如甲亢、甲减、糖尿病等，给出了详细的饮食调理方案。以"精准营养"为支点，针对患者手术期、碘-131治疗期、内分泌治疗期等，分别提出了针对性的营养方案。最后通过一个个患者常见的饮食误区，如海产品都是富碘食物吗？有了结节真的就一点碘都吃不得吗？含碘中药到底喝不喝？……——辨明是非。

希望通过本书能给广大甲状腺癌患者在饮食方案的选择上提供有力地帮助！也希望广大患者能够更新观念，正确、合理地安排饮食，改变错误的认识，从而早日康复。

《生了癌，怎么吃：何裕民教授饮食抗癌新视点》受到如此多的好评和荣誉，以及本书的完成，很大程度上得益于广大患者的支持！在此，对所有的癌症患者和广大读者表示衷心的感谢！感谢何裕民教授在本书编写过程中给予的大力支持和悉心指导！感谢在本书编写过程中给予帮助的各位朋友！

孙丽红　倪红梅

2022 年 7 月 20 日

目 录

一 甲状腺疾病知多少 ················· 001

你真的了解甲状腺吗 ················· 001

甲状腺激素水平的调节 ················· 003

  甲状腺激素是怎么产生的 ················· 003

  化验单上的 TSH、T_3/TT_3、T_4/TT_4、FT_3、FT_4，傻傻分不清

  ················· 004

  "甲功"检查查什么 ················· 005

甲亢：不仅仅是吃得多、瘦得快 ················· 006

什么是甲减 ················· 008

甲状腺肿就是"大脖子病"吗 ················· 010

带你了解甲状腺结节 ················· 011

  发病率最高的甲状腺疾病之一 ················· 011

  如何发现自己是否患有甲状腺结节 ················· 012

  甲状腺结节一定就是恶性的吗 ················· 013

  哪些特征提示结节有恶性的可能 ················· 014

  如何解读甲状腺结节的 TI-RADS 分级 ················· 015

甲状腺会发炎吗 ················· 017

甲状腺：碘的存储银行 ················· 018

成也是碘，败也是碘 ················· 019

甲亢：需区别对待碘摄入 ………………………………… 020

甲减：限碘还是富碘，需分清病因 ……………………… 021

桥本甲状腺炎：适当限制碘摄入量 ……………………… 022

甲状腺结节：少吃高碘食物 ……………………………… 022

二　你了解甲状腺癌吗 ………………………………… 023

甲状腺癌：近几年发病率增速最快的癌症之一 …………… 023

为何检出率如此之高 ……………………………………… 026

究竟谁是导致甲状腺癌的幕后黑手 ……………………… 027

甲状腺癌与碘 ……………………………………………… 027

甲状腺癌与放射性损伤 …………………………………… 028

甲状腺癌与免疫及内分泌 ………………………………… 029

甲状腺癌与遗传 …………………………………………… 030

甲状腺癌与其他甲状腺病变 ……………………………… 030

"重女轻男"的甲状腺癌 …………………………………… 031

甲状腺癌与性激素 ………………………………………… 032

追求完美、极度认真的个性 ……………………………… 032

懒癌：别焦虑，也莫轻视 ………………………………… 033

甲状腺癌：俗称"懒癌" …………………………………… 034

低死亡率，别惊慌 ………………………………………… 035

不同类型，区别对待 ……………………………………… 036

肠道菌群与甲状腺癌：研究的新切入点 ………………… 037

远离甲状腺癌的情绪"火山口" …………………………… 039

三　膳食营养因素与甲状腺癌 ……………………… 041

国内外研究共识 …………………………………………… 041

寻一寻饮食中防治甲状腺病变的宝藏 ·················· 042

　　营养素与甲状腺癌 ······························· 042

　　　矿物质：虽"微量"，但必不可少 ·············· 042

　　　合理摄入维生素，维护生命健康 ·············· 049

　　　蛋白质：生命的"基石" ······················ 053

　　植物化学物与甲状腺癌 ························· 054

　　　芦丁：放射性碘治疗的辅助剂 ················ 055

　　　杨梅素：促进癌细胞凋亡 ···················· 056

　　　芹菜素："抗癌之星" ························· 058

　　　槲皮素：已知最强的抗癌剂之一 ·············· 059

戒除这些饮食坏习惯 ······························ 060

　　抽烟虽"酷"，却是多途径健康杀手 ·············· 060

　　贪吃红肉及其加工制品，危害不浅 ·············· 061

　　熏烤、油炸类食物虽美味，却易致癌 ············ 063

　　爱吃腌制类食物，要小心哦 ···················· 064

　　牛奶及乳制品要适量 ························· 065

　　嗜糖的习惯，要改改了 ························· 067

　（四）　碘与甲状腺病变的恩恩怨怨 ················ 069

古代：缺碘与"瘿瘤" ····························· 069

碘盐的使用，极大地减少了"大脖子病" ··············· 071

现如今：缺碘和高碘均可增加甲状腺癌发病率 ·········· 072

沿海地区多甲状腺癌 ····························· 073

传统说法需与时俱进 ····························· 074

五 **三因制宜调饮食** ························· 076

因人调饮食 ······································ 076

老年患者：顺应生理改变，调整饮食 ······· 076

女性患者：饮食切忌过于谨慎 ············· 078

合并症者 ······································ 079

合并甲亢者：高能量、高蛋白 ··········· 079

合并甲减者：补碘，因人而异 ··········· 080

合并肥胖者：控能、控脂、控糖 ········· 081

合并高血糖、糖尿病者：低血糖指数的食物更合适 ····· 082

因时调饮食 ······································ 084

因地调饮食 ······································ 086

六 **不同治疗时期的精准饮食** ··············· 087

手术期饮食的那点事儿 ························· 087

手术前：保证饮食营养，为手术助能 ······· 087

手术后：分段饮食为基础，对症处理是关键 ··· 089

术后当天：忌"热"添"凉" ············· 089

流质、半流质、软食，循序渐进，逐步过渡 ··· 089

低脂饮食，防止乳糜漏 ················· 093

少刺激，多食利水消肿的食物 ··········· 095

为何会缺钙，怎么补 ··················· 096

手术后到底该补碘还是限碘 ············· 099

碘-131 治疗的饮食须知 ······················ 103

治疗前 ······································ 104

将"无碘"饮食做到极致 ··············· 104

食忌：这些食物需避免 ················· 104

　　"无碘"饮食要吃多久 ·············· 105

　治疗期间 ························· 106

　　多饮水，减少辐射影响 ·············· 106

　　食酸，促进唾液的分泌 ·············· 107

　治疗后 ························· 107

　　保持安全距离，利己利他 ············· 107

　　独食，有时会更好 ················ 108

　　根据病情调整饮食 ················ 108

内分泌治疗期间的饮食 ················ 109

　服药与进食有讲究 ················· 109

　服用优甲乐的常见生活问题 ············ 111

　选择低胆固醇、优质蛋白质食物 ········· 113

　富钙食物加一点 ·················· 113

　选对调味品 ···················· 115

服中药期间的饮食 ·················· 117

综合措施，助力康复 ················· 117

　康复期饮食 ···················· 117

　　规律就餐，合理安排好服药时间 ········ 118

　　食材新鲜，合理加工与烹调 ·········· 118

　　少食加工肉及腌制类食品 ············ 119

　　不建议食用辛辣刺激性食物 ·········· 119

　　适当增加利于甲状腺癌康复的食物 ······ 120

　心理调护：养身必先养心 ············· 121

　　不良情绪对甲状腺的影响 ············ 121

　　缓解不良情绪的方式 ·············· 122

　不可忽视运动的作用 ··············· 123

多管齐下，发挥作用 ······················· 124

（七） 甲状腺癌的饮食误区 ·················· 126

海产品都是富碘食物吗 ······················ 126

加碘盐，营养盐，种类繁多，该怎么选 ·········· 128

有了结节真的就一点碘都吃不得吗 ·············· 130

十字花科的食物会引起甲状腺肿大吗 ············ 132

得了甲状腺癌还能吃大豆吗 ···················· 133

甲状腺癌与"发物"有关吗 ···················· 135

盲目忌嘴，不提倡 ·························· 137

葱、姜、蒜等辛辣刺激性食物，会刺激癌症复发吗 ··· 138

含碘中药到底喝不喝 ························ 139

白萝卜"解中药"吗 ························· 141

填鸭式进补不可取，对症施膳更有益 ············ 142

别乱补营养补充剂 ·························· 144

附录 A 常见食物含碘量一览表 ················ 147

一

甲状腺疾病知多少

　　甲状腺是人体最大的腺体，在人体的新陈代谢、生长发育等方面，发挥着重要的作用。近年来，甲状腺疾病，如甲状腺功能亢进症（简称甲亢）、甲状腺功能减退症（简称甲减）、桥本甲状腺炎、甲状腺结节等的发病率越来越高。这些疾病与碘是什么关系？甲状腺肿就是"大脖子病"吗？内分泌科的"甲功三项"和"甲功五项"是检查什么的呢？如何发现自己是否有甲状腺结节……诸如此类问题或许一直困扰着你，我们来给你解答。

你真的了解甲状腺吗

　　众所周知，在人的生命活动中，机体的代谢、各脏器的功能、生长、发育、生殖、衰老、学习、记忆等诸多活动，都离不开激素的调节作用，而内分泌腺就是人体主要分泌激素的器官。在内分泌腺这个大家庭中其成员众多，主要包括甲状腺、甲状旁腺、肾上腺、胰腺、卵巢、睾丸、垂体等。其中甲状腺是人体最大的腺体。

甲状腺作为内分泌家庭的老大哥，从其位置和结构看，它位于喉结下方，气管正中，是像蝴蝶一样的器官。具体由左、右两个侧叶和中间峡部构成，每个侧叶长 2.5～4 厘米，宽 1.5～2 厘米，厚 1～1.5 厘米，峡部位于第 2～4 气管环前，整体呈 H 形，位于颈部甲状软骨下方，气管两旁，犹如盾甲，会随着吞咽动做上下活动。同时，甲状腺还与 4 个甲状旁腺比邻。注意，虽然只有一字之差，但甲状旁腺却是人体最小的内分泌腺。

从甲状腺的功能看，它主要负责合成甲状腺激素。甲状腺激素对人体生命活动十分重要，其功能极为强大，主要表现为：可以促进人体热能的代谢；影响营养素如蛋白质、脂肪、糖类、维生素以及水和矿物质的代谢；还与神经系统及生长发育等息息相关。如当甲状腺激素分泌增多时，人会出现怕热、爱出汗、心慌等表现。还会见到"三高"：高代谢状态，如吃得多、拉得多；高兴奋，如易兴奋、易激动、容易发脾气；高消耗，可见体重下降等。而当甲状腺激素分泌不足时，人会出现怕冷、代谢减慢，还可见嗜睡、水肿、腹胀、便秘、皮肤粗糙等表现。

同时，甲状腺功能异常时也会累及旁边的甲状旁腺。甲状旁腺能分泌甲状旁腺激素，可调节人体钙、磷代谢。因此，如果甲状腺疾病未能及时治疗，殃及邻居甲状旁腺，就会造成钙、磷代谢异常以及骨代谢疾病。

可见，了解甲状腺的有关知识，有助于我们对甲状腺相关疾病的早期预防、早期治疗，从而避免微恙变恶疾。

甲状腺激素水平的调节

既然甲状腺激素对人体这么重要，那它是怎么产生的？人体又是如何调节和维持甲状腺激素水平的呢？

甲状腺激素是怎么产生的

我们人体有一家专注于生产、储存、运输甲状腺激素的工厂——甲状腺。虽然这家工厂产品单一，但要保证这家工厂正常运转，不仅需要充足的原材料——碘，还需要作为接收人体甲状腺激素消费信息的"市场部"——下丘脑，以及下达生产指令、调控生产总量的"管理部"——垂体。生产工厂、原材料、市场部、管理部四者缺一不可、协同作用，才能保证甲状腺激素的合成和稳定。如果其中任何一个环节出现问题，就会影响甲状腺激素的生产，最终可能导致各种甲状腺疾病的发生。

如当人体缺乏甲状腺激素时，下丘脑会分泌促甲状腺激素释放激素（TRH），并通过释放 TRH 的方式呈报给垂体，垂体分泌促甲状腺激素（TSH），下达甲状腺激素增产指令。相反，当人体甲状腺激素过多时，下丘脑也会立即上报给垂体，垂体随即发出减产的指令。由此，来保证人体甲状腺激素生产水平的动态平衡。

但这个平衡有时也会被打破，出现甲状腺激素水平过多或过少的现象。如果甲状腺激素合成过多，就可能会出现人们常见的甲亢症状。甲亢的表现因人而异，最常见的有心悸、心慌、消瘦、乏力，还有吃得多、大便次数多、体重下降等；还有的有精神症状，如失眠、躁狂等；老年人容易出现心律失常、心力衰竭等表现。

如果甲状腺激素分泌不足，就像人体各个组织部门发生"缺米少粮"一样，可能会出现甲减。甲减的表现很复杂，轻一点症状不明显；较严重的，平时可见到怕冷、水肿、腹胀、便秘、体重增加等；女性可引起月经失调，容易出现不孕或者怀孕后胎停；还会影响胎儿的神经系统发育；儿童会出现生长发育迟缓、智力下降；男性可以导致其性腺功能低下等。

可见，人体内甲状腺激素水平正常，对于保证人体各项生理功能，减少甲状腺疾病，至关重要！

化验单上的 TSH、T_3/TT_3、T_4/TT_4、FT_3、FT_4，傻傻分不清

那如何知道自己体内甲状腺激素水平是否正常呢？甲状腺功能的检查是临床上通过血液检测来了解人体内甲状腺激素水平的内分泌科常见检查项目，简称"甲功"检查。只要是患有甲状腺相关疾病的人群，几乎都做过该检查。但很多人面对着检查化验单上的一串符号，如 TSH、T_3/TT_3、T_4/TT_4、FT_3、FT_4等时，不知道是啥意思。那么，这些符号都代表什么含义呢？

甲状腺激素的生产一共经过合成、储存、碘化、重吸收、分解和释放六道工序。生产出来的成品——甲状腺激素主要分为两种：一种叫作甲状腺素，又称四碘甲腺原氨酸，量多、作用弱而慢，简称 T_4；另一种叫作三碘甲腺原氨酸，量少、作

用快而强，简称 T_3。T_4、T_3 被水解后进入血液，99.98％的 T_4 和 99.8％的 T_3 与血浆蛋白结合，其余则为在血液中闲晃的游离 T_4（FT_4）和游离 T_3（FT_3），FT_4 为 0.02％，FT_3 为 0.2％。虽然结合型的甲状腺激素在血液中占了绝大多数，但真正冲锋陷阵的却是游离的甲状腺激素。TT_3、TT_4 分别是血液中结合型和游离型 T_3、T_4 的总和。

打个比方，甲状腺工厂生产出的大部分甲状腺激素以与血浆蛋白结合的形式仓储起来，少数一部分放在血液的"店铺"中售卖。这些可以售卖的部分即为我们前面所说的 FT_4 和 FT_3。由于有强大的仓储作为后盾，使得"店铺"内可以用来售卖的产品始终保持在一个十分稳定的水平。其次，大量结合型的甲状腺激素在体内存在，维持甲状腺激素昼夜的稳定性，保证了体内新陈代谢对甲状腺激素的持续需要。

"甲功"检查查什么

在做甲状腺功能血液检查时，医生往往会开出两种化验单，一种是"甲功三项"，一种是"甲功五项"，它们分别是检查哪些指标的呢？

"甲功三项"，一般情况下是检查血液中的总三碘甲腺原氨酸（TT_3）、总甲状腺素（TT_4）和促甲状腺激素（TSH）水平。

但对于怀孕或者服用避孕药的女性，由于甲状腺结合球蛋白的增高，TT_3 和 TT_4 也增高，TT_3 和 TT_4 不能够准确反映体内甲状腺激素的水平。而正常情况下血清中 FT_3、FT_4 含量较少，它们的变化可反应甲状腺功能灵敏度。因此，对于这些女性来说，往往测定血液中 FT_3、FT_4 和 TSH 的水平，而 FT_3 和 FT_4 也常作为区别甲亢、甲减等甲状腺疾病的风向标。

在不同的医院，"甲功五项"检查所包含的项目也不尽相同。多数情况下，"甲功五项"检查项目为 TT_3、TT_4、FT_3、FT_4 和 TSH。也有的"甲功五项"检查 FT_3、FT_4、TSH、甲状腺过氧化物酶抗体（TPOAb）和甲状腺球蛋白抗体（TGAb）。

血清中 TT_3、TT_4 检测值升高主要见于甲亢，降低则常见于甲减、垂体功能降低等；TSH 主要反映下丘脑-垂体-甲状腺轴功能的敏感性，对于亚临床甲亢和亚临床甲减有诊断意义；而 TPOAb、TGAb 代表是否有自身免疫性甲状腺疾病，如果两个抗体检测值较高，超过正常上限的 50～100 倍，往往提示有自身免疫性甲状腺疾病的可能。

当然，如果通过"甲功"检查发现甲状腺激素水平异常，要根据医生建议结合甲状腺彩超或者甲状腺穿刺等相关检查，进一步明确诊断，并给予相应的治疗。切莫疏忽大意、讳疾忌医。

甲亢：不仅仅是吃得多、瘦得快

甲状腺激素是人体新陈代谢不可缺少的物质，而从"甲功"检查来看，人体甲状腺激素多了或少了，健康都会出问题。

如甲亢是人们最熟知的甲状腺疾病之一。由于种种原因，甲状腺这家工厂产能过剩，合成或释放过多的甲状腺激素，从而导致甲状腺居功自傲，出现功能亢进引起甲状腺毒症，这也就是人们常说的甲状腺功能亢进症，小名"甲亢"。

甲亢的出镜率很高，几乎每 100 人中就有一个甲亢患者，并且尤其青睐女性和吸烟者。导致甲亢的诱因很多，主要有遗传因素、精神因素、感染、性别、年龄、饮食环境以及药物因素等。根据病变的部位，甲亢分为原发性甲亢和继发性甲亢；根据患者的甲状腺功能亢进程度，可分为临床甲亢和亚临床甲亢。

甲亢往往发病缓慢，但一旦发病通常是全身多系统的症状，如果症状集中在某一系统，就很容易与该系统的病症混淆而造成漏诊、误诊。所以，我们要辨清甲亢的主要临床表现，早发现、早干预，以免深陷雷区，无法自拔。

甲亢可以导致身体代谢活动加快，出现神经、循环、消化等系统兴奋性增高和代谢亢进的临床综合征，如患者常有食欲亢进、多食、肠蠕动加快、大便次数增多或腹泻、消瘦（即使是在饭量并未较前减少，甚至较前增加的情况下）；持续性心动过速，通常超过 100 次/分，部分患者可出现房性期前收缩、房颤等心律失常，可自觉心慌不适等；还有的患者可出现紧张、焦虑、失眠、烦躁易怒、注意力不集中；有的还会出现手抖，严重时会影响正常的工作和生活；也有的患者出现多汗、不耐热；部分女性可有月经周期改变，一般表现为月经周期延长、月经量稀少，甚至闭经等；大多数患者可伴有不同程度的甲状腺肿大，严重者可看到"粗脖子"；以及少数人眼球突出等。

故而，若近期有不明原因的体重下降、手抖、心慌、"脖子粗"、低热、腹泻、肌无力、月经紊乱、闭经等症状时，应及时去医院内分泌科就诊。

简而言之，具备以下三项即应考虑甲亢的可能性：高代谢症状和体征，如易激动、体重下降、低热、腹泻、心动过速、心房颤动、突眼等；超声检查显示甲状腺肿大；血液检查中血清 T_3、T_4 水平增高，TSH 水平降低。然而，有些老年人上述症状不明显，需尤其注意。因此，定期体检就显得尤为重要。

什么是甲减

人生就是在路上，攀登过顶峰，也走过低谷，甲状腺亦是如此。由于多种原因，甲状腺功能会出现亢进。同样，在不同的因素作用下，也会出现甲状腺功能减退，即人们常说的"甲减"。那究竟什么是甲减呢？下面就让我们来揭开甲减的神秘面纱。

与甲亢正好相反，甲减是由于自身免疫性疾病、药物、手术等各种原因造成的甲状腺产生激素过少或者甲状腺激素利用障碍而导致的低代谢性疾病。其实甲减不是单纯的一种疾病，是一组由多种原因引发的、具有共同病理基础的疾病群。甲减根据病变发生部位，分为原发性甲减、中枢性甲减和甲状腺激素抵抗综合征；根据甲减严重程度，分为临床甲减和亚临床甲减；根据病因，可分为药物性甲减、自身免疫性甲减、甲状腺手术后甲减、特发性甲状腺功能减退、垂体或下丘脑肿瘤手术后甲减、先天性甲减、消耗性甲减等；根据甲减发生年龄，可分为成年型甲减、幼年型甲减和新生儿甲减。

和甲亢一样，甲状腺功能减退也尤其青睐女性。据报道，女性甲减患病率大约是男性的 10 倍。年龄超过 60 岁的老年人，以及有家族史或自身免疫性疾病史的人群，其患病率因诊断标准、年龄、性别、种族、地域碘含量的不同而不同。有学者经过数据分析发现，近年来我国甲减患病率有升高的态势，这可能与近年来国人生活方式改变有关，也可能与检查方法越来越简便易得、更多人进行常规体检，从而及时检出有关。

甲减一般不会导致死亡，但是由于甲减患者的代谢降低，身体各方面动力都不足，会严重影响身体健康和生活质量。因此，了解甲减的临床表现有助于及时发现，及早治疗。

甲减主要以代谢率降低和交感神经兴奋性下降为主。由于进展缓慢，轻症患者多无特异性症状。早期可能仅有实验室检查甲状腺功能异常，而没有症状，或症状缺乏特异性。但如果有下列情况发生，则是甲减的典型症状，如畏寒、乏力；表情呆滞、反应迟钝、情绪低落、记忆力减退；声音嘶哑、听力障碍、唇厚舌大；少汗、皮肤干燥、粗糙、脱皮屑、手脚掌皮肤变黄、皮肤温度低、头发稀疏；关节疼痛、手足肿胀感、颜面和（或）眼睑水肿；便秘；女性月经紊乱或者月经过多、不孕、体重增加等；累及心脏可出现心跳慢、心包积液和心力衰竭。重度患者可发生黏液性水肿昏迷，多见于老年人，表现为嗜睡、精神异常、木僵，甚至昏迷、皮肤苍白、低体温、心动过缓、呼吸衰竭和心力衰竭等。当发生这些症状时，死亡率很高。

当自身无故感到疲倦或有任何其他甲状腺功能减退的症状，如皮肤干燥、颜面浮肿、便秘或声音嘶哑等，影响正常的工作、学习和生活时，应及时就医，进行全面的评估和判断。实验室检查如发现血清 TSH 增高、T_3 和（或）T_4 水平下降，或者 TSH 增高、FT_4 降低，就需要进一步检查，明确甲减的诊断，并进一步明确病因，进行相应的治疗。

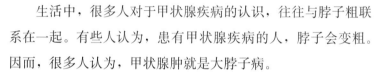

甲状腺肿就是"大脖子病"吗

生活中，很多人对于甲状腺疾病的认识，往往与脖子粗联系在一起。有些人认为，患有甲状腺疾病的人，脖子会变粗。因而，很多人认为，甲状腺肿就是大脖子病。

事实真是如此吗？当然不是！

的确，甲状腺肿大会让脖子粗，但并不是所有脖子粗的人都是甲状腺肿患者。如过度肥胖导致的颈部脂肪堆积、颈部淋巴结肿大、其他原因引起的皮下结节肿大以及皮下气肿等。那么究竟什么是甲状腺肿呢？有哪些因素可以引起甲状腺肿？

临床上把不同原因引起的甲状腺滤泡上皮细胞的非炎症性、非肿瘤性增生肥大称之为甲状腺肿。甲状腺肿可分为非毒性甲状腺肿（单纯性甲状腺肿，俗称大脖子病）和毒性甲状腺肿（甲状腺功能亢进症）两类。前者又可分为弥漫性甲状腺肿和结节性甲状腺肿。毒性甲状腺肿是指伴有甲状腺功能亢进的毒性甲状腺肿，包括原发性甲状腺功能亢进症、毒性弥漫性甲状腺肿（又称 Graves 或 Basedow 病）、毒性多结节甲状腺肿（又称继发性甲状腺功能亢进症）、高功能性甲状腺腺瘤（又称 Plummer 病、毒性腺瘤、高功能性单结节甲状腺肿）。

单纯性甲状腺肿最常见的表现就是颈部肿大而影响美观，

轻度甲状腺肿双侧肿大且对称，外观看不出，但可以用手触摸到；中度患者双侧肿大不对称，肉眼可见，触及外表不平；重度患者颈部肿大明显，并伴有周围组织压迫症状：如压迫气管、食管，出现吞咽困难、堵塞感、呼吸不畅、头晕、昏厥等；如果压迫到喉返神经，还会导致声音嘶哑。临床上常用"四度分类法"对甲状腺肿进行分级：

0度：看不见，摸不着。

Ⅰ度：看不见，摸得着，不超过胸锁乳突肌内缘。

Ⅱ度：看得见，摸得着，不超过胸锁乳突肌外缘。

Ⅲ度：看得见，摸得着，超过胸锁乳突肌外缘。

碘缺乏是地方性甲状腺肿的罪魁祸首，80％的甲状腺肿归因于此。但也有因碘摄入过多，超过甲状腺工作能力，抑制甲状腺激素合成与释放从而患病。

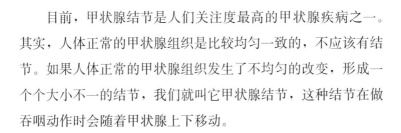

带你了解甲状腺结节

目前，甲状腺结节是人们关注度最高的甲状腺疾病之一。其实，人体正常的甲状腺组织是比较均匀一致的，不应该有结节。如果人体正常的甲状腺组织发生了不均匀的改变，形成一个个大小不一的结节，我们就叫它甲状腺结节，这种结节在做吞咽动作时会随着甲状腺上下移动。

发病率最高的甲状腺疾病之一

临床上，除了甲亢、甲减等甲状腺疾病的发病率较高以外，近几年甲状腺结节发病率也越来越高。据不完全统计显示，我国甲状腺结节患病率约为 18.6％。根据最新第七次全国人口普查结果显示，我国人口 14.12 亿人，据此估算，2020年全国有甲状腺结节患者约 2.63 亿人（包括患病但没有就诊的患者）。甲状腺结节在各个年龄人群中皆可见到，尤其青睐女性，男女患病率约为 1∶3.83。上海中医药大学博士生导师何裕民教授指出：临床观察发现，从高中的年轻女性开始，直到 60 岁以上的，几乎大多数年龄段城市女性（95％以上）都有甲状腺结节。

甲状腺结节有单发的，也有多发的，多发结节比单发结节发病率高，而单发结节甲状腺癌的发生率较高。但总体来说，良性结节占绝大多数。

如何发现自己是否患有甲状腺结节

由于甲状腺结节的高发病率，很多人担心自己患有甲状腺结节，那如何发现自己是否有甲状腺结节呢？

一般来说，医生用手触摸甲状腺能识别出直径 1 厘米以上的结节，但是彩超检查却可以全方位观察甲状腺，能识别出小到 1 毫米的结节。据报道，通过超声检查，有高达 20％～70％的人存在甲状腺结节。

很多人平时不知道自己患有甲状腺结节，也没有任何相关症状，往往是体检时查出来有甲状腺结节。很多查出甲状腺结节的人会问，为什么我查出来有甲状腺结节，但却没有任何不适呢？

这是因为如果甲状腺结节较小，患者可无临床症状；如果结节过大压迫到周围组织，才可能出现声音嘶哑、憋气、呼吸困难、吞咽困难等不适感觉；或者甲状腺结节合并有甲状腺功能异常时会出现相应的临床表现，如合并甲亢时会出现甲亢的症状等。

因此，比较常用、便捷、无伤害地发现甲状腺结节的方法就是做甲状腺彩超检查。

甲状腺结节一定就是恶性的吗

大多数人在超声检查时，如检查报告上显示有甲状腺结节，并不会出具这个结节是良性还是恶性的结论。如今甲状腺结节检出率较高，而且目前甲状腺癌发病率居高不下，就经常听到患者和朋友说："我担心自己的结节是恶性的！"那查出的甲状腺结节一定就是恶性的吗？

甲状腺的结节可分为多种，如甲状腺癌、甲状腺囊肿、甲状腺腺瘤、结节性甲状腺肿等。良性甲状腺结节以结节性甲状腺肿和甲状腺腺瘤居多，其中，结节性甲状腺肿的主要原因就是缺碘；甲状腺腺瘤就是滤泡里的细胞增生，良性增生后慢慢变大形成腺瘤。

因此，如果在 B 超检查报告上看到甲状腺结节，不一定就是恶性的，需要请专业的医生帮助判断甲状腺结节是良性还是恶性的，必要时做进一步的检查。

总体来说，根据目前多数研究认为，体检发现的甲状腺结节大部分都是良性的，真正的恶性结节只有 5%～10%，比例还是相对低的。

但对于可能的良性结节，也不能掉以轻心，建议定期进行复查，每 6～12 个月复查一次；如果出现甲状腺结节过大，直径超过 2 厘米，或者结节在短时间内明显增大，就需要进一步检查，以及早发现恶变情况，以免延误治疗时机。

哪些特征提示结节有恶性的可能

当然，我们也可以根据一些检查，对结节的性质做出初步的大致判断，有助于减轻患者的焦虑情绪。

临床超声是检查甲状腺结节的首选和必选项目，高频超声检查因无创、简便、快捷等优点已被广泛应用于甲状腺结节的检查。对于超声报告提示结节有恶性可能的情况：甲状腺内的结节呈低回声或极低回声改变；结节的形态不规则或结节的边缘呈微小分叶状；结节的边界模糊不清晰；结节的纵横比大于1，结节呈垂直性生长；结节的硬度大；结节侵犯甲状腺的被膜或侵及甲状腺周围的肌肉组织、气管、食管、血管、神经等；出现颈部淋巴结肿大，颈部淋巴结呈圆形，淋巴门结构消失等。

很多人认为，甲状腺结节较大的恶性可能性就大。当然，如果甲状腺结节较大，直径超过 2 厘米，需密切加以关注；但不能认为结节大就一定是恶性的，结节小就是良性的，有时很小的结节反而是恶性的。因此，需结合其他超声检查征象综合判断。

另外，有些人认为甲状腺结节的血流情况丰富，说明结节血供好，结节就长得快，恶性可能性就高。其实，甲状腺结节的血流情况与结节的良恶性关系并不密切，结节血流丰富不一定是恶性的，结节血流不丰富也不能排除恶性的可能。

此外，根据甲状腺结节的钙化大小可分为粗钙化和微钙化两种：粗钙化＞2毫米，微钙化≤2毫米。粗钙化多见于甲状腺良性疾病，微钙化多见于甲状腺恶性疾病，但并不是微钙化就等于恶性结节，仅仅是相对粗钙化，恶性概率高而已。

根据甲状腺结节的质地状态，可分为实性和囊性两类。实性结节内部为组织增生，是腺瘤和癌变的主要类型。囊性结节内部为液体，属于良性病变，有些会发生囊内出血，造成患者局部疼痛。

另外，根据结节对放射性核素碘-131摄取能力不同，可分为"热结节"和"冷结节"。"热结节"是具有内分泌功能的自主性甲状腺结节，如核素扫描显示"热结节"，癌变的可能性较小。"冷结节"是无内分泌功能的结节，则有癌的可能。此外，若结节内有出血或囊性变，也可表现为"冷结节"。

其次，"甲功"检测、穿刺活检也可以帮助判断结节良性、恶性的可能性。故而，需要结合其他检查综合判断。

如何解读甲状腺结节的 TI-RADS 分级

在进行甲状腺超声检查时，常常会发现报告上有 TI-RADS 分级的字眼，这个分级是怎么回事？是否可以帮助判断结节良恶性的概率？

答案是可以的。

2009 年，人们首次提出了 TI-RADS 分级，随后有多位学者根据临床实际提出了各种改良的 TI-RADS 分级标准。2017年美国放射学会（ACR）发布新版 TI-RADS 分级标准，其着重评估结节的成分、回声、形状、边缘及局灶性强回声情况，并对各种特征标明具体分值，采用积分法进行危险分层。

评分标准如下：

（1）甲状腺结节的成分：囊性、海绵状为0分，囊实混合性1分，实性或几乎完全实性2分。

（2）回声：无回声、高或等回声均为0分，低回声2分，极低回声3分。

（3）形状：纵横比<1为0分，纵横比≥1为3分。

（4）边缘：光滑及不清均为0分，分叶状或不规则2分，向甲状腺外扩张或紧贴包膜3分。

（5）强回声：无强回声或伴大彗尾征为0分，大片钙化1分，边缘或环状钙化2分，点状高回声3分。其中强回声部分为叠加分数。

最后将结节所有分数相加之后，得出总分。TR1＝0分，良性；TR2＝1～2分，不怀疑恶性；TR3＝3分，低度可疑恶性；4≤TR4≤6分，中度可疑恶性；TR5>7分，高度可疑恶性。

临床上，医生常常根据下面的TI-RADS分级做出初步判断，TI-RADS分级级数越高，恶性的概率越大。

2级以下的甲状腺结节都是良性，不用特别担心。

3级的恶性概率低，绝大部分倾向于良性。

4级可以分为4A、4B和4C，4A的恶性概率是5%～10%，4B的恶性概率是10%～50%，4C的恶性概率是50%～85%。

5级以上基本85%的概率为恶性。

总体看来，4级以上结节恶性的可能性较大。建议定期复查甲状腺彩超，如果短期内结节没有很明显的变化，可定期随诊。如果结节在短期内明显增大，可根据医生的建议，及时完善甲状腺相关检查。

当然，和诊断所有癌症一样，手术病理诊断是诊断甲状腺癌的金标准。

甲状腺会发炎吗

答案是肯定的。我们人体的这只小蝴蝶在病毒感染、细菌或真菌感染、放射损伤、药物、自身免疫等多种原因下，可以出现以甲状腺滤泡结构破坏、炎症反应为主要表现的甲状腺疾病，导致血液中甲状腺激素过少或过量。有的患者甲状腺功能正常，有的则可能会出现一过性（短时间内）甲亢或甲减。

甲状腺炎根据发病缓急可分为急性甲状腺炎和亚急性甲状腺炎；按照病因可分为感染性甲状腺炎、自身免疫性甲状腺炎、放射性甲状腺炎，临床上常见的有急性甲状腺炎、亚急性甲状腺炎和桥本甲状腺炎，其中又以自身免疫性引起的桥本甲状腺炎最为常见。这几种甲状腺炎各有特色，不难分辨。

急性甲状腺炎是由细菌感染引起的。正常情况下甲状腺是不容易被感染的，但如果在儿童发育过程中给了细菌可乘之机，那甲状腺就不再坚不可摧。下咽梨状窝是甲状腺最里面的一根管子，应该随着生长发育成长而消失。但如果儿童在生长过程中发育不全，下咽梨状窝被保留下来，就会成为细菌的入侵门户，从而导致甲状腺发炎。此种甲状腺炎常见于15岁以下儿童，成人少见。

亚急性甲状腺炎主要包括亚急性肉芽肿性甲状腺炎和亚急

性淋巴细胞性甲状腺炎，其中亚急性肉芽肿性甲状腺炎多见于中青年女性，发病高峰年龄为44～49岁，儿童少见。亚急性淋巴细胞性甲状腺炎又称无痛性甲状腺炎，任何年龄均可发病，发病年龄以30～40岁为主，其中约67％为女性。亚急性甲状腺炎多是由甲状腺病毒感染引起的，症状类似感冒，但是这种"感冒"不会传染。轻症者可自觉颈部不适，按压有轻微疼痛，做吞咽动作时会觉得颈部活动有异物感；重者颈部疼痛难忍，波及下颌、耳后、颈后等，疼痛厉害时让人坐立不安，同时伴有轻中度发热、乏力、汗出、肌肉酸痛、怕冷等症状。

桥本甲状腺炎又称慢性淋巴细胞性甲状腺炎，是一种自身免疫性疾病，因为最早发现这个疾病的是一位名叫桥本的日本外科医生，因此就以他的名字命名，也被称为桥本病。桥本甲状腺炎多表现为甲状腺肿大、甲减或没有症状。少数情况下表现为甲亢，并且甲亢一般会在桥本甲状腺炎早期出现，后期会出现甲减，抽血检查时会发现甲状腺自身抗体升高。

临床上，虽然甲状腺炎发病率不高，但也需引起足够重视。如急性化脓性甲状腺炎临床表现多样，易误诊，又因其发病急骤，如处理不及时，常可致命。

由此可见，小小蝴蝶无小事，唯有定期体检，及时发现端倪，并及早干预，方能更好地促进健康。

甲状腺：碘的存储银行

提到甲状腺人们就会想到碘，那么碘究竟跟甲状腺有怎样的爱恨情仇呢？

碘是我们人体必需的微量元素之一，也是合成甲状腺激素不可缺乏的重要原材料。一个成年人体内碘的总量为15～20毫克，其中70％～80％存在于甲状腺内，其余分布在骨骼肌、肺脏、卵巢、肾脏等组织中。甲状腺有一家碘的存储银行，称为有机碘池，平均碘存储量为8～10毫克。在这家银行，碘主要以激素和碘化酪氨酸形式储存，以备机体碘缺乏时使用。我们人体碘的三大主要来源依次为食物、饮水和空气。其中，从食物中摄入的碘约占总摄入量的90％。正常情况下，人体碘的摄入量等于碘的排出量。肾脏是碘排泄的主要器官，摄入的碘约90％经尿液排出，10％经粪便排出。

由此可见，人体内碘的含量是否适宜，对甲状腺激素的合成和甲状腺保持正常的功能，至关重要！

成也是碘，败也是碘

碘，除了影响并决定着甲状腺的形态及功能以外，还可以通过合成甲状腺激素以维持人体的产热与代谢，使甲状腺激素加速对糖的吸收利用以及脂肪的代谢等，因此有"人体发动机""热情之源"的美称。

同时，因为人类智力损害有80％是缺碘导致的，碘还有"人体的智力元素"之称。如在胎儿期和儿童生长发育过程中，哪怕是轻微碘缺乏，都会造成不同程度的智力损害，且不可逆。碘还可配合甲状腺激素一起调控、促进儿童期体格的发育。严重碘缺乏者，甚至可导致智力低下、身材矮小，即"呆小症"（也称为克汀病）。因此，碘的重要性不言而喻。

既然人体需要摄入碘以维持甲状腺的功能，那是不是碘越多越好呢？

其实不然！

为了预防由于碘缺乏所引起的"大脖子病"，我国从1994年开始强制食盐加碘，即在食盐中加入碘酸钾（KIO_3）以防止碘缺乏病的发生。

然而，随着人们生活水平的提高、饮食的多样化，人们碘的摄入来源不断丰富，由此因碘摄入量过多导致的甲状腺疾病发生率也在增加（虽甲状腺疾病并非都是碘摄入过量引起的）。

因此，对于碘的多与少，我们需要区别对待，不能一概而论。下面，我们就看看常见的甲状腺疾病与碘的摄入量之间究竟有着怎样的关系。

甲亢：需区别对待碘摄入

甲状腺的主要功能是合成甲状腺激素，包括甲状腺素（T_4）和三碘甲腺原氨酸（T_3），其作用是促进机体代谢。如果它们合成过多了（尤其是T_4），就有可能出现甲亢症状。引起甲亢的原因有很多，常见的有以下几方面因素。

（1）疾病导致的甲亢：如弥漫性毒性甲状腺肿（也称Graves病）、甲状腺自主高功能腺瘤（也称Plummer病）、桥本甲亢（慢性甲状腺炎的甲亢期）等。其中，Graves病（GD）占甲亢中的70%～90%。对于临床甲亢而言，碘缺乏和碘过量都是危险因素，不过，就GD而言，碘缺乏是其危险因素。有研究显示，GD患者存在碘缺乏，其可能是因甲状腺合成甲状腺激素过多而利用大量的碘，使碘在甲状腺中富集，由尿液排出的碘减少而引起碘缺乏。进一步研究又发现，补碘后，大量的碘只能在 3～6 周内抑制甲状腺并储存在甲状腺中，最终发生碘脱逸引起甲状腺激素的增加，从而增加甲状腺毒症恶化的风险。

（2）碘甲亢：碘是甲状腺激素合成的重要原料，这类甲亢患者对碘的利用能力超出正常人，如果再吃富含碘的食物，功能亢进的甲状腺将合成更多的甲状腺激素。因此，这类甲亢患者须限制碘的摄入。

甲减：限碘还是富碘，需分清病因

引起甲减的原因较多，其中，甲状腺疾病引起的甲减在临床是最常见的，占 95％以上。得了甲减，该不该吃富含碘的食物和甲减的原因有很大关系。

（1）碘缺乏导致的甲减：最有效的改善方法就是吃加碘食盐，并多食富碘的食物。

（2）因自身免疫甲状腺炎导致的甲减：除了碘缺乏导致的甲减，最常见的就是甲状腺炎自身免疫性损害，我们常称为桥本甲状腺炎，它是最常见的甲减原因，需要限制碘摄入。

（3）甲状腺全部切除或完全破坏导致的甲减：这种类型需要服用甲状腺素来进行替代治疗，如果你是这种类型，因为已经没有甲状腺，或完全被破坏，那么你吃进去的碘也不会有任何生理作用，吃加碘食盐或未加碘食盐都不会对甲状腺产生什么明显影响，吃不吃碘都行。

（4）碘过量所致的甲减：这种类型的甲减一般都是由高碘盐或者吃了过多富含碘的食物引起的，这种情况就要严格限制碘的摄入，建议吃无碘盐，避免吃富含碘的食物。

桥本甲状腺炎：适当限制碘摄入量

桥本甲状腺炎属于自身免疫甲状腺炎，表现为甲状腺肿大、甲状腺功能可能正常、亢进或减退。这类患者中，对于甲状腺功能不足者，理论上说补充碘，可能会让甲状腺激素多一点，但实际上过量的碘会影响甲状腺自身免疫，而造成桥本甲状腺炎最常见的原因正是甲状腺自身免疫的异常。

所以，一般的桥本甲状腺炎的患者，即使是甲减，我们还是建议低碘饮食更好一些，平时建议吃无碘盐。

甲状腺结节：少吃高碘食物

大多数甲状腺结节的病因都不是很明确，碘吃多或者吃少了都会使结节的患病率升高，所以这种情况吃碘要适量。加碘盐可以正常吃，但要尽量少吃或不吃紫菜、海带、海苔、裙带菜等高碘食物。临床上，可根据医生建议，给予补碘还是限碘。

综上所述，甲状腺疾病病因复杂，病情多样；关于碘与常见甲状腺疾病之间的关系，根据疾病不同，也有所差异。对于患者需根据自己所患的疾病，具体情况、具体分析，方能吃得对、吃得健康！

你了解甲状腺癌吗

甲状腺癌是目前发病率增速最快的癌症之一，而且女性患病人数约为男性的3倍。甲状腺癌高发的原因有哪些？甲状腺癌为何如此"重女轻男"？精神、情绪对甲状腺癌有影响吗？被俗称为"懒癌"的甲状腺癌，真的可以听之任之，不干预吗？如此种种，不妨一起来探个究竟。

甲状腺癌：近几年发病率增速最快的癌症之一

在甲状腺的诸多疾病中，甲状腺癌是让人较为紧张和害怕的疾病之一，它是一种起源于甲状腺滤泡上皮细胞或滤泡旁上皮细胞的恶性肿瘤，也是目前我国内分泌系统恶性肿瘤中最常见的一种癌症。根据其病理形态分类，临床上主要分为乳头状癌、滤泡细胞癌、未分化癌、髓样癌及甲状腺淋巴瘤，其中以乳头状癌发病率最高，但其恶性程度相对最低。

近些年来，不论是世界范围内还是我国，甲状腺癌发病率均呈现明显上升趋势。据世界卫生组织（WHO）国际癌症研究署 2020 年 12 月发布的全球最新癌症数据（Globocan 2020）显示，2020 年新增甲状腺癌患者约 68.6 万例，发病率在所有恶性肿瘤中排第 7 位（图 1）。

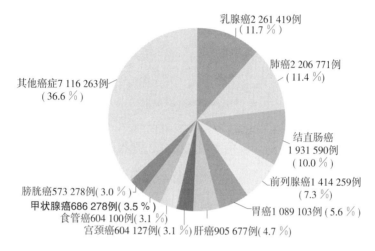

图 1　2020 年全球癌症估计新发病例

数据来源：刘宗超，李哲轩，张阳，等. 2020 全球癌症统计报告解读［J］. 肿瘤综合治疗电子杂志，2021，7（2）：1 - 14.

甲状腺癌在我国曾经是很少见的，但如今我国甲状腺癌的发病率在迅速增加。据报道，2020 年我国新增甲状腺癌 22.1 万例（占全国新增癌症总人数的 4.8%），发病率 11.3/10 万，在新增癌症中排第 7 位。

不仅如此，沿海地区甲状腺癌的发病率尤其高。发表在 *Lancet Diabetes Endocrinol* 的研究显示了我国沿海地区甲状腺癌高发的现状。研究发现，中国甲状腺癌发病率的地域差异十分明显，中国城市地区甲状腺癌的发病率（女性 19.0/10 万，男性 6.1/10 万）明显高于农村（女性 4.9/10 万，男性 1.4/10

万），发病率最低和最高的地区之间约有 45 倍的差异。其中，上海、杭州、嘉兴的发病率最高，上海等大城市的发病率与诊断年龄呈现"倒 U 形"，高峰出现在 35～64 岁。

如 2015 年，上海市恶性肿瘤发病第 1 位为肺癌（粗发病率为 99.99/10 万，标化发病率为 41.06/10 万），其次为结直肠癌、甲状腺癌、胃癌和乳腺癌，前 10 位恶性肿瘤占全部恶性肿瘤发病的 76.59%。女性恶性肿瘤发病第 1 位为肺癌（粗发病率为 77.32/10 万，标化发病率为 33.56/10 万），其次为甲状腺癌、乳腺癌、结直肠癌和胃癌，前 10 位恶性肿瘤占全部女性恶性肿瘤发病的 79.68%。根据 2021 年上海市年度癌症监测数据显示，发病前 3 位的癌症依次是肺癌、大肠癌和甲状腺癌。

浙江省宁波市作为沿海城市，甲状腺癌发病率水平（标准化率 29.75/10 万）也相对较高，福建省厦门市居民最常见的恶性肿瘤中，甲状腺癌则位居第 7 位。

上海民生中医门诊部是 1994 年成立的中医药治疗肿瘤机构，每年接受不少患者求治。2013—2022 年期间接受癌症患者求治近 4 万例，其中甲状腺癌患者 739 例，约占总癌症患者人数的 1.57%（图 2）。

可见，甲状腺癌离我们并不遥远，目前已成为女性以及沿海地区最常见的癌症之一。

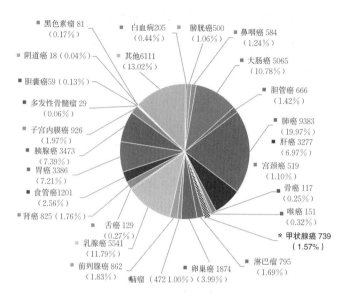

黑色素瘤 81（0.17%）　白血病205（0.44%）　膀胱癌500（1.06%）　鼻咽癌 584（1.24%）

阴道癌 18（0.04%）　其他6111（13.02%）　大肠癌 5065（10.78%）

胆囊癌59（0.13%）　胆管癌 666（1.42%）

多发性骨髓瘤 29（0.06%）　肺癌 9383（19.97%）

子宫内膜癌 926（1.97%）　肝癌 3277（6.97%）

胰腺癌 3473（7.39%）　宫颈癌 519（1.10%）

胃癌 3386（7.21%）　骨癌 117（0.25%）

食管癌1201（2.56%）　喉癌 151（0.32%）

肾癌 825（1.76%）　※ 甲状腺癌 739（1.57%）

舌癌 129（0.27%）

乳腺癌 5541（11.79%）　淋巴瘤 795（1.69%）

前列腺癌 862（1.83%）　卵巢癌 1874（3.99%）

脑瘤（472 1.00%）

图2　2013—2022 年上海民生中医门诊部癌症患者病例分布情况

 为何检出率如此之高

以前，甲状腺癌在人群中发病率并不高，人们对其也较为陌生，但近些年来，甲状腺癌已成为高发的癌症之一（尤其是女性）。有学者指出，在非甲状腺癌死亡者中，2.5 毫米切片发现 36％的患有甲状腺癌，如果把切片厚度做得更薄，如 0.5 毫米，会发现更多的甲状腺癌患者。

有些人说，我不知道自己患有甲状腺癌，没有什么不适症状，怎么就查出甲状腺癌的呢？

很多学者认为，甲状腺癌检出率的提高，与大众就诊率和健康体检率明显上升、高分辨率 B 超、超声科医生检查水平的提高以及细针抽吸细胞学诊断技术在临床的广泛应用等有关。

如2011年韩国健康筛查显示确诊甲状腺癌4万例，是1993年发病率的15倍。韩国学者认为，发病率升高与健康筛查有关，依据是筛查人口比例与甲状腺癌发病率之间存在显著正相关。过去甲状腺疾病的初步诊断主要依靠医生用手触诊，由于受到肿块位置、大小、患者身形等客观因素影响，很多甲状腺癌尤其是微小癌会被漏诊。

如今，随着检查手段增加，特别是影像学技术的不断提高，B超分辨率已大大提高，电子计算机断层扫描（CT）等各类先进影像学检查、细针穿刺细胞学检查等也得以普及，再加上体检人群的逐年增加，人们健康意识增强等，使得许多小至1毫米的原本无症状的早期微小癌都能被及时发现。

究竟谁是导致甲状腺癌的幕后黑手

随着人们对甲状腺癌的关注度越来越高，对甲状腺癌成因的研究也越发深入。然而截至目前，医学界对谁是直接导致甲状腺癌的幕后黑手依然尚无定论。目前普遍认为，甲状腺癌的发生可能是碘的过多或不足、放射性损伤、免疫及内分泌紊乱、不良生活习惯、遗传因素和环境因素等多种因素综合作用的结果。

甲状腺癌与碘

众所周知，碘是合成甲状腺激素的原料。有研究认为，碘的缺乏或过量均会使得甲状腺的结构和功能发生改变，最终可能导致肿瘤的发生。究其原因，经研究发现碘摄入量与甲状腺疾病发病率呈"U"形关系，即碘的摄入量过低或过高，都会导致甲状腺疾病。

碘缺乏导致甲状腺激素合成减少，TSH水平增高，刺激甲状腺滤泡增生肥大，可导致甲状腺肿和克汀病等，使甲状腺癌发病率增加；而高碘饮食则易导致甲亢，可能增加甲状腺乳头状癌的发生率等。

而在富碘地区，约5%的女性和1%的男性患有甲状腺结节，其中5%～15%为甲状腺癌。可见，碘的摄入量与甲状腺癌关系密切。

甲状腺癌与放射性损伤

对于放射性损伤，主要是指电离辐射，如γ射线、X射线等，这些都有增加甲状腺癌（主要是甲状腺乳头状癌）发生的风险。有研究认为，职业暴露，过多接触电离辐射如X射线、CT的女性，甲状腺癌发生率明显升高。2012年的一项研究分析了12万例小于15岁儿童接受恶性肿瘤放疗，发现甲状腺癌风险升高，年龄越小或辐射剂量越大，风险越大。有科学家做了一个实验：用X射线照射实验鼠的甲状腺，发现放射性射线能促使小鼠甲状腺细胞核变形，甲状腺素的合成大为减少，导致癌变，发生甲状腺癌。

研究发现，放射性射线使甲状腺破坏而不能产生甲状腺激素，从而引起的促甲状腺激素大量分泌，也能促发甲状腺细胞癌变。还有研究表明，放射物质对头颈部的照射是引起甲状腺癌的重要因素。

因此，尽量不要接触放射性源，做放射性治疗时更需谨慎。

需要提到的是，与电离辐射不同，手机、微波炉等属于非电离辐射，它们释放的电磁波，能量比较低，常被称为"非电离辐射的电磁波"，一般不会造成我们所说的甲状腺癌。

甲状腺癌与免疫及内分泌

有研究认为，甲状腺兴奋性抗体，如长效甲状腺刺激素（LATS）就可刺激甲状腺滤泡增生（临床有甲亢表现），可引发癌变；慢性甲状腺炎则以产生抗甲状腺抗体为主，其甲状腺滤泡不增生反而有毁损，国内外报道这类疾病有 8.7%～12% 的恶变率。

又有研究表明，促甲状腺激素长期刺激能促使甲状腺细胞增生形成结节，进而有癌变的可能。

还有研究显示，在分化良好甲状腺癌患者中，女性明显多于男性，因而性激素与甲状腺癌的关系受到重视。有学者在甲状腺组织中发现存在雌激素受体（ER）和孕激素受体（PR）。同时，在甲状腺癌组织中发现 ER，但性激素对甲状腺癌影响的谜团至今未解。

除此之外，有研究发现，血清 TSH 水平增高，可诱导出结节性甲状腺肿，给予诱变剂和 TSH 刺激后可诱导出甲状腺滤泡状癌。而且临床研究表明，TSH 抑制治疗在分化型甲状腺癌手术后的治疗过程中发挥重要的作用。但 TSH 刺激是否是甲状腺癌发生的致病因素，仍有待证实。总之，对于这类影响，还有待进一步深入研究。

甲状腺癌与遗传

甲状腺癌有明显的家族遗传性，这在甲状腺髓样癌中更为突出，甲状腺髓样癌的遗传倾向性大约有 20%。有研究显示，这种遗传性与 RET 基因有关，这个基因一旦突变就会引发疾病。可见，这种癌症的遗传性很强。另有报道显示，有 5%～10% 的家族遗传性甲状腺髓样癌患者往往合并有嗜铬细胞瘤等其他肿瘤。

另外，甲状腺乳头状癌也有一定的遗传倾向，但比例不高，至今未查到明确的基因，一般推测家里如果有 3 人患有甲状腺乳头状癌，多认为可能就具有遗传性了；如果仅仅只有 2 人，多认为有家族史，不一定真的有遗传性。

甲状腺癌与其他甲状腺病变

临床上，有甲状腺腺瘤、甲状腺功能亢进症、慢性甲状腺炎、结节性甲状腺肿或某些毒性甲状腺肿发生癌变的报道，但这些甲状腺病变与甲状腺癌的关系尚难确定。

以甲状腺腺瘤为例，甲状腺腺瘤绝大多数为滤泡型，仅 2%～5% 为乳头状瘤。如甲状腺癌由腺瘤转变而成，则绝大多数应为滤泡型，而实际上甲状腺癌半数以上为乳头状癌，推测甲状腺腺瘤癌变的发生率小。

桥本甲状腺炎（HT）是否增加甲状腺癌风险存在争议。HT 作为主要的自身免疫性甲状腺疾病，其与甲状腺癌的关系被列为热点。2013 年有研究者分析霍普金斯医院 100 年的 HT

病例，发现 HT 最容易合并甲状腺乳头状癌，这种关联在近20 年呈明显增加趋势。近年来，一些学者针对 HT 与甲状腺乳头状癌进行遗传学或组织学研究，发现 HT 与甲状腺乳头状癌在某些遗传学背景和生物学功能特征上存在一致性，可能是甲状腺癌发生的关键因素。

另外一些学者则认为，长期缺碘引起的甲状腺良性病变在补碘后甲状腺内脱氧核糖核酸及异倍体增多，如若长期摄入过量的碘，可使甲状腺癌的发病率增加。

另外，上海交通大学通过基因组学分析显示：绝大多数良性甲状腺结节不会演化为甲状腺癌。

因此，其他甲状腺病变与甲状腺癌的关系，目前尚无明确定论，还需不断研究。

此外，地理土质、水源污染、肥胖、理化因素等，都和甲状腺癌的发生有一定的相关性。

虽然甲状腺癌的病因目前还不十分明确，相信随着时代的进步、医学的发展，人类一定会解开这个谜团。

"重女轻男"的甲状腺癌

甲状腺癌在世界范围内发病率每年以 6% 的速度逐年递增，我国甲状腺癌的发病率 10 年也增长了近 5 倍。有数据显示，2020 年中国甲状腺癌年龄标准化发病率，男性5.4/10万，女性 17.5/10 万，女性甲状腺癌的发病率是男性的 3 倍多，尤其是长期紧张、压力大、有熬夜等不良作息方式、有甲状腺疾病家族史、15～45 岁的女性，更是易患人群。那么，甲状腺癌为何如此"重女轻男"呢？

甲状腺癌与性激素

甲状腺作为人体最大的内分泌器官（腺体），与人体生长发育、激素水平密切相关。由于女性特有的经、带、胎、产的生理特点，女性的雌激素、孕激素每个月都会出现周期变化，而甲状腺对于雌激素很敏感。

女性在青春期、育龄期和围绝经期其内分泌系统的周期性变化，性激素分泌旺盛，决定了其在这几个年龄阶段的健康与甲状腺之间存在着更为紧密而复杂的联系。例如孕期，女性身体对于甲状腺素的需求增大，所以甲状腺常常在该时期出现问题。

有研究显示，女性雌激素与甲状腺癌的发生密切相关，甲状腺癌组织中雌激素受体 α 显著表达，雌激素通过与其受体结合，激活 ERK1/2，ERK1/2 进入细胞核作用于核因子 κB 等转录因子，促进甲状腺细胞增殖分化，进而诱导甲状腺癌的发生。

另外，有一项针对绝经期甲状腺癌患者性激素水平的研究发现，绝经期甲状腺癌患者的血清孕酮、睾酮、雌二醇、促甲状腺激素水平升高，血清促卵泡激素、促黄体生成素、泌乳素水平降低，提示了性激素与甲状腺癌的关系。

追求完美、极度认真的个性

不良的情绪对甲状腺癌的影响也不容忽视。一方面，女性压力负荷过大。女性在社会生活中所承受的压力，不仅来自工作，更多的来自子女、家庭、世俗。另一方面，相比男性，女性更为感性。在生活或工作压力较大的时候，女性更容易出现大的情绪波动。这将会影响到免疫调节，促使甲状腺分泌过多的甲状腺激素，这也是很多职业女性易患甲状腺疾病的原因之一。

另外，某些个性对甲状腺癌的影响也不容小觑。笔者导师上海中医药大学何裕民教授指出，有些女性平时工作和生活中往往一丝不苟、非常谨慎、压抑自我，甚至有追求完美主义的个性，所以，她们对于小事非常认真，很容易情绪波动。这就极易导致她们的内分泌和自主神经系统经常处于紊乱状态，容易生甲状腺癌、乳腺癌和卵巢癌。

此外，甲状腺癌具有遗传倾向，且遗传给女性的概率更高。

除此之外，随着时代的发展、审美的变化，很多女性都以瘦为美，为了追求"好身材"，选择过度减肥，饮食上不规律、营养不均衡，导致碘摄入或多、或少，势必也会影响到甲状腺的正常工作，从而导致疾患。

通过上述分析，我们不难发现，甲状腺疾病包括甲状腺癌，之所以青睐女性，不仅与女性特有的生理特点密切相关，也与遗传、饮食、情绪、压力和环境等多种因素相关，因而需要结合实际情况进行生活上的调整，做好疾病的预防。

懒癌：别焦虑，也莫轻视

众所周知，癌症具有非常强的侵略性和破坏性。癌细胞会在短时间内迅速增殖，数量往往呈现几何倍数的增长。在对我们的身体组织进行攻城略地的同时，它们还具有极强的破坏性。不仅对靶器官造成极大伤害，导致该器官功能丧失，随着病情的进一步发展，活跃的癌细胞已经不满足于现状，还会随着血液、淋巴循环在人体内四处巡游，攻击其他脏器，这就是传说中的癌症转移。

甲状腺癌：俗称"懒癌"

虽然说到癌症，很多人是谈癌色变，但甲状腺癌却是癌症界的奇葩，它病程进展缓慢、症状比较轻。如今，随着超声影像技术在医疗领域的广泛应用，甲状腺癌在早期被查出的概率也越来越大，甚至直径1毫米的微小型甲状腺癌都能够通过甲状腺超声波影像检查及时发现，许多患者在患病后好几年都不会出现任何症状，有时可能只是偶尔发现颈部长出了小结节，出于安全考虑才去医院进行检查，随后才发现自己得了甲状腺癌。

虽然目前甲状腺癌的发病率与检出率增幅明显，但绝大多数筛查出来的甲状腺肿瘤恶性程度不高，并不会致命。

正因为它在人体内发展速度缓慢，不会对人造成太大伤害，这就为患者的治疗提供了更加充足的时间以及治愈的可能性。因此，患者在查出早期甲状腺癌后，大多可以收到很好的治疗效果，并且术后恢复情况也较好，复发的风险很低，是癌症中治疗效果最好的。

因此，甲状腺癌被冠以"懒癌"的称号。对此，何裕民教授常说起的一个案例，可以看出甲状腺癌的"懒"。

患者，金某，是一位大学英语教师，2006 年前后发现患有甲状腺乳头状癌，找何裕民教授看病时已是耄耋老人。当时，她纠结于要不要手术，何裕民教授说你这把年纪了，不妨试试用中医药看看，先观察，能够避免手术最好！她听进去了，欣然接受。这样，一晃观察了好多年，没有大碍。

所以，如果是检查发现很小的乳头状癌，由于它们整体存活率非常高，不一定要立刻处理，可以选择观察或者配合中医药调理，预后都很好，大可不必谈"癌"色变。

低死亡率，别惊慌

甲状腺癌中最多见的是乳头状癌，它主要发生在年轻人中，也是恶性程度最低、生存率最高的亚型。它的 20 年生存率超过了 90%，如此高的生存率，实在很难和大家平时谈之色变的"癌症"两字联系起来。

一般某种肿瘤发病率上升，因该病去世的人数也会增加，即便治疗手段的进步会抵消一部分死亡率。但甲状腺癌的治疗手段主要靠手术，近几十年来没有明显变化。所以，在治疗手段未变化的前提下，发病率升高而死亡率没有相应升高，这说明甲状腺癌的不致命性。

有研究者解剖了因其他疾病去世的老年人，发现其实很多甲状腺都有微小乳头状癌，但一辈子没有恶化，也没有影响生活。如有尸检研究显示，对非因甲状腺癌去世的患者进行甲状腺病理检查，发现甲状腺微小乳头状癌的概率为 5%～11%，也就是说很多人即使患有甲状腺癌，最后也不一定会死于该癌肿。

美国在过去 40 年中，甲状腺乳头状癌由 3.5/10 万增加到 14/10 万，几乎是之前的 4 倍，而滤泡状癌、髓样癌以及未分化癌的发病率并没有显著变化。因此，甲状腺癌发病率的增长主要是因为甲状腺乳头状癌的增加。此外，乳头状癌中增长最快的主要是 <2 厘米的肿瘤，而 >2 厘米的肿瘤上升缓慢或稳定。

目前美国的甲状腺协会官方推荐：<1 厘米的甲状腺乳头状癌一律不推荐过度治疗，而是通过积极观察，定期复查来监控。因目前并没有证据显示，对于小的甲状腺乳头状癌采取手术切除或其他治疗方式，能提高患者的生存期。

因此，别焦虑惊慌，放松心态。甲状腺癌并不可怕，尤其是患有甲状腺乳头状癌，死亡率低，预后较好。

不同类型，区别对待

既然如此，是不是就可以对甲状腺癌听之任之了呢？非也！它"懒"，你可不能懒！

根据甲状腺癌的病理学分型，一般可分为 4 种类型。前文所说的甲状腺乳头状癌只是其中的一种类型，也是最常见的类型，这种类型的恶性程度不高，发展非常缓慢。患有此类癌症的患者如果接受了规范的治疗，其长期生存率能够达到 90%以上，因此被人们称为"懒癌"。

而另外 3 种类型分别是滤泡状癌、髓样癌、未分化癌，这3 种癌症虽然比较少见，但危害较大、治疗效果较差，特别是髓样癌和未分化癌的恶性程度更高。如未分化癌主要发生在老年人，平均生存期不到 1 年。有些遗传性的髓样癌，预后也不好。因此，并不是所有的甲状腺癌的种类都很"懒"，要视具体情况而定。

其次，甲状腺癌的发病年龄偏低，患者中有很大一部分都是年轻女性，所以从时间跨度上来说，甲状腺癌在整个发病周期内的危害还是比较大的。

再次，虽然甲状腺乳头状癌病程进展比较缓慢，但也存在早期、中期、晚期。如果在该病早期进行治疗，大多能够实现精准、靶向、微创等治疗效果。但如果对其抱有轻视的态度，耽误了最佳治疗时机，等到中期、晚期再接受治疗，甲状腺癌也可能出现局部或全身的、临近或远处的转移，如常见的颈部淋巴结转移等，进而引发更大的危害，不仅会增加治疗难度，而且会影响治疗效果。

因此，得了甲状腺癌要根据病情不同对待。像前文案例中的那位金老太，年纪大不能耐受手术，而且属于发展缓慢的甲状腺乳头状癌，可以边观察、边接受中医药调理；而对于年纪较轻，明确需手术或其他治疗的患者，切莫因"懒"而耽误病情。

肠道菌群与甲状腺癌：研究的新切入点

美国气象学家爱德华·洛伦兹（Edward N. Lorenz）1963 年在一篇提交纽约科学院的论文中首次提到"蝴蝶效应"：一只南美洲亚马孙河流域热带雨林中的蝴蝶，偶尔扇动几下翅膀，可以在 2 周以后引起美国得克萨斯州的一场龙卷风。其原因就是蝴蝶扇动翅膀的运动，导致其身边的空气系统发生变化，并产生微弱的气流，而微弱的气流的产生又会引起四周空气或其他系统产生相应的变化，由此引起一个连锁反应，最终导致其他系统的极大变化。而在我们人体里，也有这么一只蝴蝶和一片热带雨林——甲状腺和肠道菌群。虽然人体的这只"蝴蝶"并没有真正地生活在那片热带雨林中，但这并不影响蝴蝶效应在人体的产生。

在人体内存在大量与我们共生的菌群，如表皮菌群、各种黏膜表面菌群以及肠道菌群，宛若一座座森林。其中肠道菌群是规模最大的共生菌群，拥有 1200 多种细菌，数量更是多达 $10^{13}\sim10^{14}$，约占人体共生细菌总量的 90％。肠道菌群与人体相互依存，成为人体的"亚马孙热带雨林"，并在人体食物消化吸收、能量代谢、神经精神活动和免疫功能方面都发挥着极其重要的调节作用，维护着人体健康。

当由于多种原因肠道菌群异常，菌群平衡遭到破坏时，便可能诱发炎症、肿瘤等问题。已有学者在直肠癌、肝癌、乳腺癌的相关研究中得到证实。此外，肠道菌群携带的基因组甚至大于人体内本身遗传父母的基因组。因此，肠道中的细菌基因组被称为影响人类健康的"第二基因组"，是名副其实的宝藏森林。近年来，对于肠道菌群这座森林的探秘已成为热点，而关于肠道菌群与甲状腺癌关系的研究也日渐得到关注。根据目前探究成果显示，与健康人群相比，甲状腺癌患者的肠道菌群组成具有明显差异。主要表现在肠道菌群可通过与寄生宿主竞争营养素、影响雌激素代谢、调节免疫系统等方式参与甲状腺癌的形成与进展，甚至影响甲状腺癌的治疗效果。

如有研究者选取了 30 例甲状腺癌患者和 35 例健康者的粪便标本进行分析，发现甲状腺癌患者肠道菌群中厚壁菌门和变形菌门明显富集，而健康组表现为拟杆菌门富集；并发现乳杆菌、普雷沃菌、罗斯菌属、拟杆菌、巨单胞菌和克里斯滕森菌这 6 种菌属在甲状腺癌患者和健康者体内有明显差异。同时，该研究还指出肠道菌群的脂类、黄酮类化合物、苯类和其他代谢物可能对甲状腺癌的发生和发展有一定影响。

但这些菌属具体通过怎样的途径对甲状腺癌产生影响，还需要人们不断深入地探索。

以对肠道菌群这座人体"热带雨林"的探索作为新的切入点来研究甲状腺癌的发病机制，在强调精准医疗、靶向治疗的当下，为个体化治疗寻找到一个更加有效的办法。

远离甲状腺癌的情绪"火山口"

古代医家一直强调情志因素对疾病的影响，关于不良情绪对甲状腺疾病的影响，古人也有着深刻的认识。

如《诸病源候论·瘿候》曰："瘿者，由忧恚气结所生。"《重定严氏济生方·瘿瘤论治》曰："夫瘿瘤者，多由喜怒不节，忧思过度，而成斯疾也。大抵人之气血，循环一身，常欲无滞留之患，调摄失宜，气凝血滞，为瘿为瘤。"古代医家认为，愤郁及忧愁思虑等情志内伤，日久肝失疏泄，气机郁滞，进而影响津液输布，导致气滞痰凝成瘀，瘀阻脉络，气、痰、瘀三者聚为癌毒，壅结于颈部成为瘿瘤（类似于现代医学的甲状腺癌）。

每个人的情绪就像一座活火山，控制得好，这座火山就处于休眠期，一片岁月静好；控制不好，处于活动期，剧烈喷发，宛若人间炼狱。有大量研究证明，随着时代的快速发展，来自家庭、事业、社会等多方面的压力也越来越多，几乎人人都承受着不同程度的压力。生活节奏快、工作负荷重、竞争激烈导致人们神经紧绷，更是坐到了情绪的火山口，容易出现焦虑、紧张、易怒等不良情绪，这些都成了甲状腺癌发生的危险因素。焦虑、抑郁等不良情绪会影响下丘脑-垂体-甲状腺轴（hypothalamus pituitary thyroid，HPT）的活动，从而影响促 T_4、T_3 的产生和分泌，对甲状腺功能造成影响。同时，也会引起 HPT 的变化，而 HPT 的功能变化增加了抑郁、焦虑的发生率。

因此，对于甲状腺癌的防控应重视情志因素，平时要注意远离不良情绪，保持良好的身心状态非常重要。

三

膳食营养因素与甲状腺癌

甲状腺癌是最常见的头颈部恶性肿瘤，国内外的诸多研究一致表明，饮食因素与甲状腺癌关系密切。除了碘、硒、铁、锌、维生素 C、维生素 D 和维生素 E 等能影响甲状腺癌的发生、发展以外，一些植物化学物对降低甲状腺癌的发生也功不可没。而生活中常见的熏烤、腌制、吸烟等方式都是导致甲状腺癌的危险因素。

国内外研究共识

甲状腺癌归属于中医学"瘿瘤""石瘿"的范畴。对于这类疾病，中医学早就指出了不合理的饮食、不良的情志对其的影响。

如《医方集宜》指出："凡瘿瘤之症先须断厚味，戒恼怒，当用利气软坚之药，久则消散矣。"提出瘿瘤之症在饮食方面应避免油腻重口、容易导致痰湿内生的食物；情志方面应该保持平和、忌郁忌怒；治疗上可用软坚散结之类药物。可见，古人在甲状腺肿瘤的病因和防治方面，已有较多的认识。

如今，虽然人们对于甲状腺癌的病因及其发病机制并不十分明确，但从已知可能的病因（包括电离辐射、家族遗传、性激素、饮食习惯和环境因素等）中发现，饮食因素与甲状腺癌关系密切，不容忽视！

近年来，对于饮食与甲状腺癌关系的研究也越来越多，尤其是在食物营养素与植物化学物方面，取得了一些进展。

寻一寻饮食中防治甲状腺病变的宝藏

营养素与甲状腺癌

营养素是维持机体生长发育、生殖和生存等一切生命活动和过程的重要物质，人们需从食物中摄取营养素，才能够满足机体的需求。来自食物的营养素种类繁多，根据其理化性质和作用可将其分为五大类，即蛋白质、脂类、糖类、矿物质和维生素。矿物质包括宏量元素（如钾、钠、钙、镁、硫、磷、氯等）和微量元素（如铁、锌、硒、碘、氟、铬等）。维生素包括水溶性维生素（如维生素 C、维生素 B_1、维生素 B_2、维生素 B_6 和维生素 B_{12} 等）和脂溶性维生素（如维生素 A、维生素 D、维生素 E 和维生素 K 等）。

在诸多营养素中，有研究发现，碘、硒、锌等矿物质、部分维生素及蛋白质与甲状腺癌的发生、发展密切相关。

• 矿物质：虽"微量"，但必不可少

矿物质是人体必需的微量营养素，无法通过自身合成，需从外界摄取。对于矿物质和甲状腺癌的关系，近年来受到人们的关注，其中碘元素关注度最高，其他还有硒、铁、锌等元素

也颇受关注。

（1）碘：碘是甲状腺合成甲状腺激素的重要元素，对甲状腺的功能至关重要。碘离子通过细胞膜上的钠碘转运体（NIS）被转运到甲状腺滤泡细胞，成为酪氨酸残基，最终形成甲状腺激素。碘元素广泛存在于自然界中，人们主要从饮水、食物和周围环境中摄取。

关于如何评判人体碘摄入是否适宜，21 世纪初，国际防治碘缺乏病理事会、联合国国际儿童基金会及世界卫生组织根据尿碘中位数，明确了人类碘摄入标准，并根据普通人对碘摄入量的差异，将人体碘营养状态分为碘不足（尿碘中位数＜100 微克/升）、碘适宜（尿碘中位数 100～199 微克/升）、超足量碘摄入（200～300 微克/升）和碘过量（尿碘中位数＞300 微克/升）。中国营养学会建议成人膳食碘摄入 120 微克/天，最高可接受摄入量不超过 600 微克/天。

至于碘摄入量与甲状腺癌的关系，目前较多的研究显示，碘缺乏或碘过量都可能引起甲状腺癌的发生。

1）碘不足与甲状腺癌：有研究发现，碘不足可能诱导甲状腺癌的发生。有研究者通过分别用缺碘饲料和正常饲料喂养大鼠的方式进行对照实验比较。结果发现，缺碘组大鼠甲状腺癌发生率为 33.3％，而正常喂养的对照组没有甲状腺癌发生。可见，碘缺乏与甲状腺癌的发生有关。

关于碘不足诱导甲状腺癌发生的机制，有研究显示碘不足致癌可能存在 3 种途径：一是人体内碘含量不足，致甲状腺激素分泌量降低，垂体会大量分泌 TSH，促进甲状腺滤泡增长，同时可加速新血管产生，诱发弥漫性甲状腺肿、结节性甲状腺肿、非典型性增生等病变，之后逐渐演变成甲状腺癌；二是滤泡细胞对 TSH 反应性增加，刺激滤泡细胞增殖；三是诱导表皮生长因子表达，同时减少转化生长因子表达，从而促进滤泡细胞增殖，继而发生甲状腺癌。

而在我国普及加碘盐以前，碘缺乏病主要发生在远离沿海地区及高海拔山区，与这些地区的土壤、水和食物中含碘量极少有关。自 1994 年我国颁布了食盐加碘消除碘缺乏病的相关管理条例以来，我国碘缺乏病的发病率逐年降低，碘缺乏病已得到有效控制。因此，目前碘不足导致甲状腺癌的发病也较少。

2）碘过量与甲状腺癌：然而，成也加碘，败也加碘。由于长期加碘盐的使用，使得人群总体碘营养分布略显偏高，尤其是沿海地区居民的碘摄入量偏多。许多研究表明，碘摄入过多与甲状腺癌关系密切。

早在 1973 年国外专家就指出，高碘膳食可能促进甲状腺癌的发生、发展，并报道世界上碘摄入量最高的两个国家——日本和冰岛，其甲状腺癌患病率显著高于其他国家。之后，也有其他国外专家组经研究后提出高碘饮食是甲状腺癌高发的诱因，高碘地区，如挪威、冰岛、夏威夷等地甲状腺乳头状癌发病率明显高于其他地区。而我国东南沿海地区人们膳食中碘含量较高，也是我国甲状腺乳头状癌的高发地区。

另外，如关于富碘饮食与甲状腺癌关系调查分析的文章中指出，缺碘地区每周食用鱼类、海鲜类（含碘较高）可降低甲状腺癌发病风险，而且这在女性甲状腺乳头状癌中更为显著；而在非缺碘地区，富碘饮食对甲状腺癌无明显影响，但对女性甲状腺乳头状癌的影响需进一步证明。

虽然高碘与甲状腺癌有关，但目前对其机制尚不完全清楚。有研究认为，这可能与高碘可诱发甲状腺细胞凋亡，损伤甲状腺细胞功能，进而对甲状腺结构及功能产生影响有关；也有学者指出，高碘可诱导人类白细胞抗原基因异常表达。也就是说，碘过量可能会破坏甲状腺正常细胞，进而诱导肿瘤的发生。

目前，关于碘营养与甲状腺癌的相关性还有待进一步深入研究，但基于现有的大量流行病学研究数据，提示人们是否补碘，需结合各地具体的环境及饮食情况作适当的调整，尤其在加碘盐普遍使用的情况下，更需要在加强各地区营养素检测的同时，指导民众科学补碘，不盲目、不盲从！

（2）硒：是人体必需的一种矿物质，也是甲状腺组织中除碘元素外的第二大必需微量元素。硒参与甲状腺激素的生物合成、分泌及代谢过程，对甲状腺组织具有免疫保护作用。

现代研究认为，由于硒具有抗氧化与抗炎的特性，在减轻氧化应激反应、提高机体免疫代谢能力等方面，发挥着重要作用。迄今为止，已报道硒缺乏与甲状腺疾病、消化系统疾病、前列腺疾病、心血管疾病、肿瘤、克山病等多种疾病有关。

关于硒与甲状腺疾病的关系，有研究认为硒含量的改变与多种甲状腺疾病的发生相关。

动物实验证实，硒缺乏时，动物体内吞噬细胞和中性粒细胞的功能减弱，合成的免疫球蛋白M（IgM）减少，导致甲状腺疾病发病率升高。另有研究指出，硒摄入量低的地区甲状腺疾病患病风险增加，富硒地区人群甲状腺疾病患病风险较低，而补充硒对甲状腺疾病有预防及治疗作用。

另外，值得注意的是，低硒状态是影响女性患有甲状腺功能障碍可能性的重要预测因素。有研究指出，当女性血浆硒浓度超过 95 克/升时，发生甲状腺功能障碍的可能性只有 10.7%；而当女性血浆硒浓度低于 95 克/升时，发生甲状腺功能障碍的可能性高达 46.7%。也有研究显示，血清硒水平升高与降低患者自身免疫性甲状腺炎的风险相关，缺硒与甲状腺自身免疫性疾病有密不可分的联系。

而且，人体硒营养状态与癌症风险之间也存在关联，体内硒元素水平的变化会影响甲状腺癌的发生。如奥地利的一项病例对照研究发现，甲状腺乳头状癌及滤泡细胞癌中硒浓度明显低于正常甲状腺组织，这就提示甲状腺组织中硒的低含量可能增加甲状腺分化癌发生的危险。

以上这些都说明了缺硒与甲状腺疾病和甲状腺癌的发生有关。研究发现，硒可以保护细胞膜不受自由基的破坏，抑制癌细胞中脱氧核糖核酸（DNA）的合成，阻止癌细胞分裂和生长，抑制致癌物的活性，并可破坏致癌物，从而达到预防癌症的目的。也有体外研究显示，硒可通过阻断癌细胞周期复制来抑制癌细胞的生长。

那么每天要摄入多少硒、从何获取呢？人体主要是从食物中摄取硒，中国营养学会推荐成年人膳食硒的摄入量 60 微克/天，可耐受最高摄入量为 400 微克/天。

富含硒的食物，如牡蛎、腰果、鲜赤贝、鸭肝、猪肾、小麦胚粉、西瓜子、扁豆等。

（3）铁：是人们非常熟悉的矿物质，在机体内主要以功能铁和储存铁的形式存在，其中储存铁多以铁蛋白的形式存在于人体的肝、脾以及骨髓中。

多项研究显示，铁的缺乏或过载都可能影响甲状腺的功能。如甲状腺过氧化物酶是一种铁依赖性酶，只有在与假体血红素基团（铁元素的更小化学单位）结合后，才能够发挥正常功能。因此，甲状腺激素的合成需要足够的铁元素，铁缺乏也成为继碘缺乏、硒缺乏之后影响甲状腺功能的又一关键因素。

而且，铁元素对于甲状腺激素的合成及碘的有效利用，都有着至关重要的作用。铁是甲状腺激素合成初始阶段所必需的元素，铁缺乏往往与碘缺乏共存，并可能损害甲状腺功能。同时，铁缺乏也会削弱碘补充的有效性，因此，应摄入充足的铁，以便有效发挥碘补充的效果。

除了铁缺乏会影响甲状腺功能外，铁过载也会对身体产生不利影响。有研究显示，三价铁可以破坏细胞中的 DNA，故补铁不可过多。铁过载还会导致甲状腺、垂体、肾上腺等腺体功能紊乱，其中，甲状腺是对铁过载状态最敏感的腺体。

相对于铁过量的问题，铁缺乏在生活中的发生率更高。铁参与人体血红蛋白、肌红蛋白、细胞色素以及多种酶的合成，具有运输氧和营养物质、提高免疫力等功能。缺铁可引起机体感染性增加，白细胞的杀菌能力降低，淋巴细胞的功能受损。淋巴细胞是机体免疫应答的重要细胞成分，可以帮助机体抵抗肿瘤细胞，与甲状腺癌密切相关。有动物研究发现，缺铁小鼠的淋巴细胞转化能力低于正常小鼠淋巴细胞，不过当补充足量的铁，使血清铁回升到正常值时，其促淋巴细胞转化能力大为改善。

人体铁缺乏严重的会引起缺铁性贫血，而缺铁性贫血可使患者抵抗力下降。有报道显示，在大洋洲为预防新生儿贫血而注射铁剂，结果发现未注射铁剂与注射过量铁剂的婴儿都有不同程度及类型的感染。

由此可见，人体铁不足或铁过量对健康都有影响。而摄入充足的铁可以帮助提高机体免疫力、预防感染，对预防肿瘤也有一定的帮助。

建议成年男性膳食铁的摄入量为 12 毫克/天，女性 20 毫克/天。富含铁的食物，如黑木耳（干）、紫菜（干）、芝麻酱、猪肝、鸭血、河蚌等。

（4）锌：1570 年，人们最早发现了锌；1860 年和 1877 年，人们分别从植物和动物体中检出锌的存在；随后，科学家在 1926 年证明了锌是高等植物生长所必需的元素，陆续还证明了锌是动物和人体的必需微量元素。锌是人体内含量仅次于铁的微量元素，以二价锌离子（Zn^{2+}）状态广泛分布于自然界，被医学界和营养界誉为"生命之花""智能元素"。

锌对人体非常重要，我们身体中有一百多种酶的生成都离不开锌，锌参与蛋白质合成及细胞生长、分裂和分化等过程，促进机体免疫功能。大量的研究表明，机体长期处于锌缺乏状态时，机体的抗氧化功能和细胞修护机制就会受到损害，缺锌使脱氧核糖核酸（DNA）、核糖核酸（RNA）的合成受到抑制，甚至发生基因突变，进而可能诱发癌症的发生。

有相关研究用专业数据库分析比对，结果显示甲状腺癌组织中锌脂蛋白的相对表达量显著低于正常甲状腺组织。另有研究表明，锌以剂量依赖性方式诱导癌细胞坏死，当锌浓度为

150 微克/升或更高浓度时，可诱导甲状腺癌细胞系坏死和凋亡。

关于锌与甲状腺癌关系的发病机制，研究显示，锌是甲状腺抗氧化系统的一分子，是超氧化物歧化酶（SOD）的辅助因子。而 SOD 可以通过保护细胞不受自由基的侵害，从而阻断肿瘤的发生和发展；锌又具有抗脂质过氧化、保护生物膜完整性的作用，它参与脱氧核糖核酸、核糖核酸聚合酶的合成，还参与核酸代谢及免疫监控保护机制，这些都可直接或间接影响致癌过程。

建议成年男性膳食锌的摄入量为 12.5 毫克/天，女性 7.5 毫克/天。锌的来源较广泛，贝壳类海产品（如蛏干、扇贝）、红色肉类及其内脏（如猪肉、牛肉、猪肝）均为锌的良好来源。

合理摄入维生素，维护生命健康

维生素是维持身体健康所必需的一类有机化合物，它的主要作用是参与机体的代谢调节。大多数维生素都无法通过机体合成或合成量不足，需要通过食物获得。虽然人体对维生素的需要量很小，每天的需要量仅以毫克或微克计算，但一旦缺乏却会对机体造成损害。

（1）维生素 D：是一种人体所必需的脂溶性维生素，具有多种生理功能，其缺乏与多种疾病的发生密切相关。

近年来，关于维生素 D 与肿瘤关系的研究较多。维生素 D 不仅有调节钙、磷平衡及骨代谢的作用，还具有调节免疫功能、防治肿瘤等多种生物学功能。研究发现，许多肿瘤患者体内的维生素 D 水平都有所降低。对此，有进一步的研究表明，维生素 D 与多种肿瘤的进展和预后有关。

就甲状腺癌而言，由于甲状腺癌患者常伴有桥本甲状腺炎，研究表明，桥本甲状腺炎的发生率会随着 25 - 羟基维生素 D（一种钙调节剂）水平的升高而降低。因此，有研究指出，较高水平或适量的维生素 D 会减少桥本甲状腺炎的发生率，从而降低甲状腺癌风险。还有部分数据分析显示，血清 25 - 羟基维生素 D 水平降低与甲状腺癌风险升高有关（但也有结果显示与甲状腺癌的危险性和预后无关）。

关于维生素 D 减少癌症发生的机制，有研究认为膳食成分与癌症发生的许多途径有关，包括凋亡、细胞周期控制、炎症、血管生成和脱氧核糖核酸修复等，这些都是由微小核糖核酸（微 RNA，microRNA，miRNA）参与调控的过程。有报道显示，维生素 D 可通过调节 miRNA 的表达，发挥抗癌作用。

另外，调查研究发现，部分分化型甲状腺癌患者在进行促甲状腺激素（TSH）抑制治疗期间，出现明显的缺钙现象。因此，该类人群可考虑通过补充维生素 D 来促进钙的吸收。至于补充的方式，一般可通过摄入维生素 D 含量丰富的食物，或通过适当增加户外活动、多晒太阳来促进维生素 D 合成，并不建议大剂量补充化学合成的维生素 D。

由此可见，维生素 D 作为一种常见的膳食成分，在防治甲状腺癌方面的作用不容忽视。

建议我国成年人摄入维生素 D 10 微克/天。维生素 D 主要存在于海水鱼（如沙丁鱼）、肝脏、蛋黄等动物性食品中。

（2）维生素 C：又称抗坏血酸，其化学性质活泼，具有很强的还原性，是高等灵长类动物与其他少数生物的必需营养素，也是人们熟知的维生素。

有研究发现，维生素 C 可清除有害活性自由基，具有保护脱氧核糖核酸免受氧化损伤、延缓细胞周期、维持基因稳定性等功能，有助于预防癌症的发生与发展。

有研究显示，当维生素 C 分子浓度是亚硝酸盐的 2 倍时，在机体内及食品中皆能阻断致癌物质亚硝基化合物的合成，降低癌症发生率。

多项临床试验发现，维生素 C 对多种恶性肿瘤具有杀伤作用。维生素 C 可以通过细胞凋亡、脂质氧化、脱氧核糖核酸损伤等多种方式来诱导癌细胞死亡。还可以通过抑制癌细胞增殖、迁移的能力来延缓肿瘤的发生发展。此外，维生素 C 还是一种多靶点药物，可以从多个角度发挥其抗肿瘤作用。小剂量维生素 C 片配合碘治疗分化型甲状腺癌已被临床试验证明安全可行。

可见，适当补充维生素 C 对防治癌症有一定意义。尽管维生素 C 对人体有很多好处，包括预防癌症，那是不是就多多益善呢？其实不然！

有研究发现，一次口服 2 克以上维生素 C，可能会发生恶心、腹部痉挛、渗透性腹泻等症状。大量摄入维生素 C，草酸盐排出增加，可能会加快泌尿系结石的形成，还可能造成对大剂量的依赖性。

因此，我们临床不建议甲状腺癌患者补充大剂量的、化学合成的维生素 C，过多摄入弊大于利。

那每天要摄入多少维生素 C 呢？建议成年人摄入维生素 C

为 100 毫克/天，预防非传染性慢性病摄入量为 200 毫克/天。且从食物中获取维生素 C 是安全的方式。

维生素 C 主要来源于新鲜蔬菜和水果，一般是叶菜类含量比根茎类多。含量较丰富的蔬菜有辣椒、番茄、油菜、卷心菜、菜花等蔬菜。烹调方法以急火快炒为宜，可用淀粉勾芡或加醋烹调，以减少维生素 C 损失。维生素 C 含量较多的水果有石榴、柑橘、柠檬、柚子、草莓等。某些野菜、野果中维生素 C 含量尤其丰富，如刺梨、沙棘、酸枣等，特别是酸枣、刺梨等水果中含有生物类黄酮，对维生素 C 的稳定性具有保护作用。

（3）维生素 E：维生素 E 在生活中很常见，如一些护肤品、美容品中常见到其身影，是非常重要的脂溶性抗氧化营养素。

研究发现，人体中充足的维生素 E 可减少癌症发生。流行病学研究显示，在维生素 E 不足的人群中，唇癌、口腔癌、皮肤癌、宫颈癌、胃癌、结肠癌、肺癌的发生率都有增加趋势。

前文已述，维生素 C 具有防癌作用。而维生素 E 的防癌抗癌作用与维生素 C 不同，维生素 E 可以通过抑制多种癌症的促癌途径，起到防癌作用。换句话说，维生素 C 就好比"守门员"，它有保护人体正常细胞的作用；维生素 E 就像冲锋在前的"前锋"，它直接面对癌细胞，可通过调节各种信号传导途径，促进癌细胞的死亡或抵抗癌细胞的增殖。

另有研究认为，维生素 E 与硒都是人体重要的抗氧化营养素，两者联合使用能有效预防多种癌症；环磷酰胺和维生素

E 合用，可以增强抗癌作用。可见，维生素 E 在癌症的防治中需引起人们关注！

建议我国成年人的维生素 E 的适宜摄入量为 14α - 生育酚当量/天。维生素 E 在自然界中分布甚广，只要饮食合理，一般不会缺乏维生素 E。因此，不需要额外通过营养补充剂的形式来获得维生素 E。

维生素 E 含量丰富的食物，如植物油、坚果、种子类、豆类以及其他各类胚芽等；而蛋类、肉类、鱼类、水果及蔬菜中维生素 E 含量很少。

· **蛋白质：生命的"基石"**

蛋白质具有多种生理功能，是人体生命活动的物质基础，摄入得过多或过少均不利于身体健康。

研究发现，有一种"神经 - 内分泌 - 免疫"的调控路径作用对人体健康十分重要，而饮食可影响这一调控状态。如研究发现，膳食蛋白质的水平和种类会影响下丘脑 - 垂体 - 甲状腺轴（HPT）的活动，从而导致甲状腺功能表达异常。其中低蛋白饮食或必需氨基酸摄入不足会对甲状腺有异常影响。因此，需要保证饮食中蛋白质的正常摄入量。

据报道，贵州省平塘县曾开展了一项蛋白质摄入与碘缺乏病相关性的调查。调查结果表明，该县某村人均收入低、生活条件差、机体营养物质摄入明显不足，导致出现高甲状腺肿大率、低智商等一系列相关联的临床症状与体征。研究认为，在碘营养补给充足的条件下，机体蛋白质水平的高低可能是影响碘缺乏病病情的重要相关因素。而碘缺乏又与甲状腺癌密切相关，可见蛋白质摄入的重要性。

蛋白质从来源上来看，分为动物性蛋白质和植物性蛋白质。建议日常多摄入植物性蛋白质，如豆类和谷类蛋白，少摄入动物性蛋白质，尤其是中年人最好不要摄入过多的动物性蛋白质，以免影响健康。如美国南加州大学的研究人员对 6000多名 50 岁以上的成年人进行了 18 年的跟踪研究后发现，如果摄取大量动物性蛋白质，往后死于癌症风险比采用低蛋白饮食者高 4 倍。而且，研究人员表示，对 65 岁以上的老年人来说，适度摄取蛋白质，有助于保护身体。

此外，有研究显示，对于疾病状态下的"低蛋白饮食"虽然能暂时让癌细胞进入休眠状态，但是身体会记住致癌物先前的伤害，也就是说日后只要营养摄取不当，仍会重新唤醒它。而植物蛋白质包括小麦和豆类，摄入量高也不会诱发癌症。这就提示人们，从防控和预防癌症复发角度来说，都要控制动物性蛋白质的摄入。

那每天需要摄入多少蛋白质呢？世界卫生组织提出，不论男性或女性，建议每天每千克体重蛋白质摄入量为 0.75 克。而我国膳食构成以植物性食物为主，蛋白质的质量、消化吸收率均较低，因此建议我国成年人蛋白质的摄入量为每天每千克体重 1.16 克。中国营养学会推荐蛋白质成年男性每天摄入 65克，女性每天摄入 55 克。

植物化学物与甲状腺癌

来自植物性食物的生物活性成分被称为植物化学物，是植物能量代谢过程中产生的多种中间或末端低分子量次级代谢产物。植物化学物质种类繁多，是近年来人类的一大重要发现，其重要意义可与抗生素、维生素的发现相媲美，被誉为"植物给予人类的礼物"。

植物化学物主要具有抗癌、抗氧化、免疫调节、抗微生物及降低胆固醇等作用。近年来，随着人们对植物化学物识别、分离、提纯等技术的发展，国际上关于植物化学物的生物学作用、构效关系、剂量反应关系、安全性评价等方面的研究，也取得了长足进步。

根据已有的流行病学研究和大量的实验室研究数据表明，约有35%的人类癌症的发生可以通过饮食调整进行预防，这种预防作用与饮食中具有生物活性作用的植物化学物有一定的关系。植物化学物可以通过多种机制，包括诱导肿瘤细胞发生自噬（可以简单理解为"吃掉自己"）、抑制肿瘤细胞的增殖和转移等过程，发挥抗肿瘤作用。

笔者通过总结植物化学物与甲状腺癌的相关资料，如芦丁、杨梅素、芹菜素与槲皮素等，发现这些物质中的生物黄酮类物质与甲状腺癌的发生发展关系密切。

• 芦丁：放射性碘治疗的辅助剂

生物黄酮类物质具有重要的生理功能，也是许多中草药的有效成分，具有抗氧化、抗病毒、抗感染、抗炎、抗衰老、降血糖和降血脂等作用。生物黄酮类物质主要通过下调癌基因表达、抑制信号转导通路、诱导细胞凋亡、阻滞细胞周期、抑制细胞迁移等途径对肿瘤细胞发挥作用，而芦丁正是膳食黄酮的主要来源。

芦丁又名芸香苷，主要从槐米和荞麦中提取，是一种具有较高药理和生物活性的羟基类黄酮化合物。据报道，芦丁在临床上表现出不同的药理特性，包括抗氧化、抗癌、抗血小板、抗血栓、抗炎、保护血管和心脏等作用。

国外一项针对部分甲状腺癌患者碘吸收能力降低的研究，发现在所测试的黄酮类化合物中，芦丁是唯一一种能够增加甲状腺碘吸收的物质，且不会对甲状腺功能产生很大的影响。因此，芦丁可以作为甲状腺癌放射性碘治疗的辅助剂。

另外，炎症是肿瘤发生发展的主要驱动力，在肿瘤的增殖、凋亡及血管形成方面发挥重要的作用，提示消除炎症可能是一种有效的肿瘤防治策略。研究发现，芦丁能够通过调控丝裂原活化蛋白激酶和特殊通路来抑制一氧化氮（NO）和环氧化物酶-2（COX-2，在细胞凋亡和肿瘤发展中起一定的作用）的产生，进而发挥抗氧化应激和抗炎症的作用。简单来说，芦丁可以通过调控一些特殊物质及通道，发挥抗氧化和抗炎作用，从而有助于癌症的防治。

富含芦丁的食物，如荞麦、芦笋、枣、茄子、番茄、青椒、茶叶、黑莓、葡萄、山楂、柑橘类水果、杏、樱桃、李子等。

● 杨梅素：促进癌细胞凋亡

杨梅素是从杨梅中分离出来的一种天然的黄酮类化合物，存在于许多植物中，包括浆果、葡萄、草药、茶等。

有研究认为，杨梅素有预防癌症发生的作用。酪氨酸激酶成员 JAK1 和转录激活因子 3（ATF3）在细胞转化和癌症发生中起重要作用。利用 JB6P+ 小鼠（一种成熟肿瘤模型小鼠）上皮细胞的研究发现，杨梅素可直接结合 JAK1 和 ATF3，通过抑制 JAK1/ ATF3 信号通路，阻断 JB6P+ 上皮细胞向癌细胞转化。

不仅如此，在过去 10 年里大量的证据表明，杨梅素具有抗肿瘤、抗病毒、抗感染、抗炎和减肥等作用。

细胞凋亡是多种细胞生物和异常细胞被破坏和清除的有序生化过程，是一种调控细胞死亡的形式。一系列研究已证明，杨梅素可促进癌细胞凋亡，提示杨梅素可用于肿瘤的促凋亡治疗。另外，有研究表明，杨梅素有放疗增敏的作用，可用于配合放疗治疗，以提高疗效。

还有研究表明，杨梅素的抗癌活性可能与以下两种抗癌机制有关：①杨梅素与抑制参与癌症发生发展的关键酶活性有关；②杨梅素可以和其他抗癌物质协同抑制肿瘤。如杨梅素和白皮杉醇可协同促进白血病 HL－60 细胞凋亡；杨梅素和杨梅苷可协同抑制前列腺癌 PC－3 细胞的增殖作用；杨梅素和肿瘤坏死因子相关的凋亡诱导配体（TRAIL）也可协同诱导胶质母细胞瘤细胞快速凋亡，而对星形胶质细胞没有影响。

因此，富含杨梅素的饮食可能在这些肿瘤的防控中起关键作用。由于杨梅素比其他黄酮类化合物在母环结构上含有更多羟基，杨梅素比槲皮素、山奈酚等其他黄酮醇或黄酮类化合物具有更强的药理活性。因此，杨梅素具有重要的开发和应用前景。

不过，目前有关杨梅素的上述研究多停留在细胞、动物模型等基础实验层面，缺乏进一步的临床试验验证。相信随着对植物化学物与甲状腺癌关系的深入研究，将不断出现关于杨梅素与甲状腺癌关系的临床研究，并将其造福于广大癌症患者。

芹菜素："抗癌之星"

芹菜素属于黄酮类化合物，是蔬菜和水果的主要成分，如柑橘类、苹果、樱桃、葡萄、洋葱、绿花椰菜、甜椒、旱芹、番茄和饮品（茶、红酒）等中。

研究显示，芹菜素与高血压、心血管疾病、肥胖、糖尿病及癌症的低发生率相关，其他黄酮类物质也有类似的研究结论。同时，研究发现，芹菜素具有多种药理作用，包括抗炎、抗肿瘤侵袭和转移、保护肝功能、防辐射损伤、抗动脉硬化和脑血栓、降压、镇静、抗焦虑等。体内研究还显示，芹菜素可影响细胞周期分布，诱导多种肿瘤细胞凋亡，对多种肿瘤细胞均具有显著的抑制作用。因芹菜素抗癌作用显著，有报道将其冠以"抗癌之星"的称号。

关于芹菜素抗癌的机制，研究认为可能与抑制肿瘤细胞迁移或侵袭、促进细胞周期阻滞、诱导细胞凋亡以及干扰肿瘤细胞信号通路有关。乳头状甲状腺癌是甲状腺癌的常见类型，在检测芹菜素对人甲状腺乳头状癌 B-CPAP 细胞（甲状腺乳头状癌细胞的一种细胞分型）的抗癌作用中，研究结果提示芹菜素能刺激乳头状甲状腺癌 B-CPAP 细胞产生活性氧，造成脱氧核糖核酸损伤，从而使甲状腺乳头状癌细胞活性被抑制，以此起到抗癌作用。

但由于芹菜素水溶性特差，在水中几乎不溶解，且在有机溶剂中溶解度较低，导致其生物利用度极低。因此，国内外研究学者正着手通过各种方法优化制备工艺，制备纳米粒，以提高其安全性及抗肿瘤活性。

槲皮素：已知最强的抗癌剂之一

槲皮素是一种天然存在的黄酮类物质，广泛存在于自然界各种植物的花、叶及果实中，具有显著的抗氧化、抗辐射、清除氧自由基、改善毛细血管微循环、抗炎及抗血小板聚集等生物活性作用。近年来，已发现槲皮素不仅对多种致癌物、促癌物和致突剂有拮抗作用，而且对多种恶性肿瘤细胞有生长抑制作用。对此，美国加州大学的教授称槲皮素是已知最强的抗癌剂之一。

槲皮素在细胞中表现出多种功能，如已经证明槲皮素可通过下调癌蛋白（Hsp90、Hsp70）的水平，影响细胞周期的进程，诱导癌细胞凋亡。另外，如何克服肿瘤的放疗抵抗性一直是肿瘤放疗学面临的挑战和难题，其中包括开发特异性的放疗增敏剂。放疗增敏剂可以提高放射线对肿瘤细胞的杀伤率，增强放疗效果，减轻放疗不良反应。现已发现在肿瘤治疗中，用正常组织可耐受的剂量进行单纯照射治疗，肿瘤的治愈率只能达到 40％左右，如果合并使用增敏药物，治愈率可达 90％。槲皮素的放疗增敏作用已通过实验研究被证明，它可以联合内放射治疗来提高肿瘤的放疗敏感性，且通过槲皮素预处理的细胞，可以显著增加射线对于肿瘤细胞的治疗时间，提高治疗效果。但目前槲皮素放疗增敏作用得到证实的甲状腺肿瘤类型仅是未分化型甲状腺癌。

总的来说，槲皮素主要通过调控细胞凋亡相关蛋白的表达、抑制热休克蛋白的活性（热休克蛋白在肿瘤中异常表达，并与肿瘤的发生、发展及化疗耐药性关系密切）、逆转上皮-间质转化过程（癌细胞转移的关键过程）等方式来抑制肿瘤的侵袭、转移及进展，发挥化学预防或抗肿瘤功能。

槲皮素虽具有广泛的生物学作用，但由于槲皮素水溶性极差（水中溶解度约1微克/毫升），临床上以其为主要成分的药物制剂应用极少。因此，增强其水溶性将有利于机体对槲皮素的体内吸收和利用，能够有望明显提高槲皮素的药效及其临床应用范围。

富含槲皮素的食物，如苹果皮、橘子、橙子、葡萄、蓝莓、洋葱、茴香、香菜、茶叶、豆类食品等。

戒除这些饮食坏习惯

抽烟虽"酷"，却是多途径健康杀手

吸烟流行于世界各地，它是现如今导致死亡和疾病的重要原因之一。据世界卫生组织评估，在世界范围内每年有超过600万人过早死于与吸烟有关的疾病。研究表明，吸烟会大大增加患各种疾病的概率，包括肿瘤、心脏病、微生物感染、动脉粥样硬化、糖尿病等。

吸烟与甲状腺疾病之间的关系，也有相关报道。第12届世界甲状腺大会上，有研究者介绍了对4649名随机抽取的生活在不同碘营养水平的吸烟者做甲状腺容积（B超）和甲状腺球蛋白（Tg）检查的结果，发现吸烟者的血清甲状腺球蛋白为19.7纳克/毫升，而非吸烟者为10.1纳克/毫升；甲状腺容积分别为15.3毫升和12.4毫升。经线性模型处理后发现，甲状腺肿大及甲状腺球蛋白含量均与吸烟呈正相关；而当碘摄入量很低时，这种相关更明显。对可触及或可见的甲状腺肿大以

及结节性甲状腺肿大（可能与孤立的结节无关），这种相关性则更高，即吸烟会使低碘性甲状腺肿大加剧，半数的甲状腺肿大发生可能与吸烟有关。

有研究认为，烟草烟雾含有影响甲状腺功能和甲状腺本身的物质，如烟草中的一种成分——氯化物，吸入后会转化为硫氰酸盐。已知硫氰酸盐以3种主要方式干扰甲状腺功能：①抑制甲状腺对碘的摄取（吸收），减少甲状腺素（T_4）和三碘甲腺原氨酸（T_3）的产生；②通过干扰甲状腺的合成过程直接抑制激素的产生；③增加肾脏对碘的排泄，增加甲状腺炎症以及发热、恶心和胃痛等全身症状的风险。

除此之外，有研究认为癌症与香烟中所含有的尼古丁有关。尼古丁是香烟中引发癌症的最主要成分，有研究表明，尼古丁可以显著抑制各类免疫细胞的应答水平，影响其细胞因子分泌等。其中有在天然免疫反应中扮演重要角色的特殊T细胞，它通过识别和杀伤各种来源的肿瘤细胞从而发挥出强大的抗肿瘤能力。而有实验表明，尼古丁会抑制这种特殊T细胞的增殖，降低其表达活性及减小其杀伤力，即会大大损害T细胞的免疫应答能力，从而对人体产生一系列的不利影响。

由此可见，我们要停止吸烟，并且离烟雾越远越好。

贪吃红肉及其加工制品，危害不浅

红肉是指在烹饪前呈现出红色的肉，具体来说是猪肉、牛肉、羊肉、兔肉等所有哺乳动物的肉，咸肉、香肠、火腿、腊肠和午餐肉等也都属于红肉。红肉中含有蛋白质、脂肪、维生素及矿物质等营养素，适量摄入红肉能为机体提供一些必需的营养素和能量。

但需要注意的是，红肉及其加工制品中含有饱和脂肪酸及不饱和脂肪酸，其中饱和脂肪酸的占比较高。富含饱和脂肪酸的红肉摄入过多会增加人体高脂血症的风险。目前有研究指出，高脂血症可使非酯化脂肪酸增多，而非酯化脂肪酸可通过刺激核因子增加活性氧水平，从而可能诱发甲状腺癌的发生。

如一项有关非洲居民饮食结构与甲状腺癌关系的调查显示，非洲居民食用非家禽肉类（主要指红肉）与甲状腺癌的发展呈正相关。浙江省某年的甲状腺癌相关危险因素病例对照研究，也表明甲状腺癌的危险因素主要为肉类及制品。

还有研究提示，膳食模式中高比例的红肉、高脂食物具有促炎作用，并增加肿瘤的风险。而以橄榄油和植物食物为主的膳食模式中富含的单不饱和脂肪酸和生物活性物质（如白藜芦醇）可降低体内炎性因子水平，对预防肿瘤有帮助。另外，有研究结果显示，多不饱和脂肪酸对肿瘤的影响也不同，如以ω-6多不饱和脂肪酸为主的植物油能促进癌细胞生长，而以ω-3多不饱和脂肪酸为主的鱼油则有抑制癌细胞生长的作用。

关于脂肪增加癌症危险的原因，有研究认为高脂膳食会增加机体对致癌物的摄入和吸收，从而增加癌症发生的风险。如国外有学者用不同浓度的玉米油来比较对7，12－二甲基苯并蒽（一种致癌物）致癌作用的影响，发现高油饲料能够促进7，12－二甲基苯并蒽诱发纤维腺瘤及腺癌，并且发生肿瘤的时间短。

因此，何裕民教授建议甲状腺癌患者控制红肉及其加工制品摄入量，每天不超过50克为宜。

熏烤、油炸类食物虽味美，却易致癌

如今，人们饮食偏重口味的现象越来越突出，熏烤、油炸类食物受到人们的青睐，街边烧烤店总是非常受欢迎。

但熏烤、油炸类食品对健康的危害不容小觑！这些食品主要以动物性食物为主，除了动物性食物如肉类本身含有丰富的饱和脂肪酸，多食易引起人体能量增加、引发肥胖、增加患癌风险以外，这些肉类及其加工制品在加工过程中因温度、加热时间、加工环境等因素，可能会产生一些风险因子。如当肉类在 200 ℃条件下加工，尤其是长时间烧烤，会形成致癌、致突变的化学物质——杂环胺，高温烹调还会使蛋白复合物变性成为亚铁血红蛋白，最终在机体中生成致癌物质。

如油炸食品中金灿灿、看起来十分"美味"的食物渣，这种在油脂中高温加热产生的焦黄炭化的食物渣，可能已产生了致癌物苯并芘和杂环胺。而日本有学者研究指出，普通青鱼高温炸 2~4 分钟，致癌物就可增加数倍。因此，长期摄入油炸食品，会增加患癌的风险。

除了油炸食品外，国人还特别喜爱吃熏制食品，如熏鸡、熏鸭、熏鱼、熏猪头和熏火腿等。研究发现，这些熏制食品除了含盐量高以外，还含有致癌物亚硝胺。

另外，机体内炎症可促进癌症的发生和发展。有研究者利用"膳食炎症指数"（一种用于评估个人膳食炎症潜力的工具）将食物分为 45 种膳食成分，并进行评分。发现 45 种膳食成分中，熏烤类食物具有促炎作用，并有增加肿瘤发生的风险。遵义医科大学甲状腺及乳腺外科通过多方面内、外源通路的综述研究也表明，炎症与甲状腺癌密切相关。

因此，要鼓励居民调整膳食结构，尽量不吃熏烤、油炸类食物，如熏鱼、熏肉、烤羊肉、烤肉、炸麻花、炸春卷、炸丸子、油条、油饼等。

爱吃腌制类食物，要小心哦

一直以来，中国人就喜食腌菜、酸菜、咸肉，加工制作成为菜肴，或者作为食粥时的开胃食品等。现在，虽然人们生活水平提高了，腌制食品吃得比以前少，但因为腌制食品味道好，出于喜欢还是人们餐桌上经常出现的食物。但腌制食品食用过多可以致癌，却是妇孺皆知的事实。

早在 20 世纪 70 年代早期，人们就已认识到亚硝酸盐能与肉制品中的氨基酸反应，生成一种强烈的致癌物——亚硝胺类化合物，而过多地摄入亚硝酸盐可能会增加多种消化道肿瘤的风险，同时也是潜在的甲状腺癌危险因素。如国外所做的数据分析指出，过多的亚硝酸盐摄入可能会增加患甲状腺癌的风险，与低水平亚硝酸盐摄入的人群比较，相对风险度升高。

研究发现，肿瘤患者血液和组织中的亚硝酸盐水平普遍高于正常水平。亚硝酸盐在一定浓度下促进肿瘤生长，但亚硝酸盐促进肿瘤生长的具体机制尚不完全清楚。目前主流说法认为：亚硝酸盐以亚硝酸根离子的形式存在于体内，此种离子通过抑制线粒体呼吸链复合物导致超氧离子增加；同时亚硝酸盐还可还原为一氧化氮，与超氧离子快速相互作用生成氧亚硝酸盐阴离子等其他活性氧，从而增加了肿瘤细胞内活性氧的水平。活性氧水平的升高会抑制某种调控因子（一种名为核因子

E2 相关因子 2 的调控因子，是细胞抗氧化反应的主要调控因子）的降解，促使其向细胞核内转移，增加此种调控因子的激活。多种研究证据表明，此种调控因子的激活有助于肿瘤细胞的增殖及其恶性进展。

另外，腌制食品中的硝酸盐可以被细菌还原成亚硝酸盐，使动物血红蛋白变成高铁血红蛋白，血红蛋白失去携氧能力，致使组织缺氧而中毒。如大量食用腌菜，会出现头痛、无力、呼吸困难、心动过速以及皮肤黏膜呈青紫色等缺氧的表现（即肠源性青紫病），多食自是无益。

目前，世界各地对腌制食品中亚硝酸盐使用量的要求日趋严格，建议人们尽量少食或不食腌制食品！当然，对于有些疾病患者，特别是胃肠道疾病者胃肠道消化功能弱，患者在食粥时配点咸菜，能增加胃口改善食欲，偶尔食用也无妨。

牛奶及乳制品要适量

笔者平时接触肿瘤患者较多，常常有患者问：牛奶能喝吗？很多人对此很纠结，一方面认为牛奶营养价值高，多喝牛奶可增强抵抗力；但另一方面又恐于现在诸多关于牛奶的负面报道，不知该如何取舍。

确实，牛奶富含优质蛋白质、脂肪、维生素和矿物质，是营养丰富的食物。但关于牛乳、乳制品与甲状腺癌的关系，也有相关报道。

有研究指出，在甲状腺疾病流行发生地区，与该地区人群大量摄入乳制品有关，这提示我们在饮食中注意乳制品的摄取量。如一项西藏牧区与农区甲状腺肿大率差异的原因调查表明，牧区居民肉类和奶类的摄入量都显著高于农区居民，可能是造成西藏牧区和农区甲状腺肿大率差异的重要原因之一。

另外，美国著名癌症研究专家坎贝尔教授在其权威调查《中国健康调查报告》中提示：动物性膳食（尤其是牛奶）增加了许多常见癌症的发病率，如乳腺癌、胰腺癌、卵巢癌、前列腺癌等。包括动物实验中坎贝尔发现："毫无疑问，在黄曲霉毒素启动癌的大鼠模型中，牛奶中的蛋白质是非常强的促癌剂。"

有研究认为，内源性成分中牛奶及乳制品中的饱和脂肪酸被视为多种癌症的危险因素，而且饱和脂肪酸容易增加激素含量、促进细胞分化和活化促癌基因。外源性成分中，牛奶及乳制品中的促癌因素大多来自环境污染和非法添加的有害物质。

其实，不少国人对牛奶过敏，就是人们常说的乳糖不耐受症，即喝牛奶后出现腹痛、腹泻、腹胀的现象，因此，部分国人并不适合饮用牛奶。

那到底喝多少牛奶为好呢？

鉴此，何裕民教授提出了一个三段式的喝牛奶方法（前提是不存在乳糖不耐受症），供大家参考。

25岁之前，青少年在生长发育，就像楼房正在建设中，需要大量营养，此时可以多喝些牛奶。

25岁以后，人体生长基本达到平衡，除了一些营养不良的人需要较多地补充牛奶外，普通人其实并不需要太多牛奶。故应该控制着喝！

40岁（女）/45岁（男）以上的城市居民（注意，是城市，不包括农村。在中国有些农村营养问题没有解决），不喝更好！因为这时候，身体代谢开始降低，原有的储备还不少，喝多了常常会变成负担。更何况，这时人们开始逐步进入癌症高发年龄，因此，可以偶尔喝牛奶。

相较于牛奶而言，建议人们平时可以多喝豆浆，豆浆是最适合黄种人的一种健康饮品。

嗜糖的习惯，要改改了

碳水化合物作为人们从食物中获取的最重要的能量来源，主要功能是提供热能，维持体内能量代谢的平衡与稳态。

由于碳水化合物的结构多样，其生理功能及在人体中的健康效应也相差巨大。其中精制糖类（血糖指数高）摄入过量易造成肥胖、胰岛素抵抗，导致体内氧化应激、内分泌紊乱及免疫功能障碍，进而可能引起某些肿瘤的发生。如有学者研究了1986—1992年意大利进行的病例对照研究的数据，包括399例经组织学证实的甲状腺癌病例和616例对照受试者。结果表明，饮食中高水平的血糖指数和血糖负荷与甲状腺癌的风险有关。

而功能性寡糖、膳食纤维、活性多糖等作为肿瘤的保护性因子，能够积极预防并在一定程度上遏制肿瘤的发生发展。如国外有研究显示，食用植物根茎类淀粉与甲状腺癌的发展呈负相关。

相比健康人群，肿瘤患者的糖代谢异常主要表现为葡萄糖的氧化和利用降低，葡萄糖转化增加，胰岛素抵抗和胰岛素分泌相对不足，增加了糖尿病的发病率。

而糖尿病患者中不仅甲状腺结节的患病率明显高于正常人

群，甲状腺功能异常的发病率也是非糖尿病患者的 2～3 倍，这是糖代谢异常对甲状腺功能的影响。尤其是患有糖尿病合并甲状腺功能减退的患者容易形成恶性循环，先是长期血糖水平过高导致甲状腺功能减退，而后是两者并存进一步加重了血脂代谢的紊乱，甚至还会增加心血管疾病及其并发症的发生。这提示我们在糖类摄入方面要加以注意。

生活中因果糖甜度高于蔗糖，因此果糖能一定程度减少糖的摄入量。但同时果糖也是高血压和心脑血管疾病的危险因素，大量摄入易导致胰岛素抵抗而引发糖尿病。由此可见，果糖对于诱发肥胖、糖尿病、龋齿、心血管疾病和一些其他疾病的发生都有一定的影响，摄入果糖应适量。

近年来，人造甜味剂因其较少的含糖量和较低的卡路里，受到大众尤其是"减糖"人群的喜爱。然而，法国一项经过同行评审的大规模研究发现，人造甜味剂可能并非健康的糖替代品，食用大量人造甜味剂反而会增加患癌风险。

2022 年 4 月最新颁布的《中国居民膳食指南（2022）》就明确提出了控糖的膳食准则，建议每天添加糖的摄入量不超过 50 克，最好控制在 25 克以下。在日常饮食中要减少摄入精制糖含量丰富的食物以及甜味剂较多的食物，如各式点心、糕点、奶茶等；多食入一些"健康"糖类，即富含寡糖和膳食纤维的食物，如大豆、各种蔬菜和全谷类等。

四

碘与甲状腺病变的恩恩怨怨

甲状腺癌在中医学中属于"瘿瘤"的范畴，古人对其症状、病因、治疗方法，都有详尽的论述，与现代的研究有很多共通之处。随着时代的变化，碘的缺乏已经较少见，随之而来的是碘摄入过量带来的甲状腺疾病高发的问题。因此，根据各地情况，因地制宜，采取适宜的碘盐政策，指导民众科学补碘，是减少甲状腺相关疾病的重要举措。

 古代：缺碘与"瘿瘤"

前文已述，甲状腺癌在中医学中属于"瘿瘤"的范畴，有气瘿、肉瘿、石瘿、瘿痈 4 种。而且，古人对"瘿瘤"有详尽的描述。

古代没有化学，对碘以及碘缺乏的原理并不了解，但缺碘引起的碘缺乏症却很早就见诸于文献之中。如一部按汉字形体分部编排的字书《玉篇》载："瘿，颈肿也。"指出瘿即颈瘤，指生长在脖子上的瘤或肿大的甲状腺。

至于"瘿"的病因，不得不佩服古人的实践总结能力。早在两千多年前的战国时代，《吕氏春秋·季春纪》就记载："轻水所，多秃与瘿人。"明确告诉人们缺水之处，多患秃疾、瘿疾之人，准确把握住了"瘿"和水的关系。

明朝著名理学家、教育家、文学家刘元卿在《贤奕编》有一文《南岐人之瘿》指出："南岐在秦蜀山谷中，其水甘而不良，凡饮之者辄病瘿，故其地之民无一人无瘿者。"也明确指出了甲状腺肿与地域、饮水的关系。从现代医学分析，"瘿"多指"地方性甲状腺肿"，原因与碘缺乏有关，多见于山区和远离海洋的地区。而南岐人处于秦蜀山谷中，远离海洋，饮水中缺碘。因此，凡饮该地水源的都患有"瘿瘤"，与现代研究不谋而合。

在治疗瘿瘤方面，古代医家也给出了很多有效的治疗方法，最常见的就是食用海产品补碘的方法。如《神农本草经》记载："海藻，主瘿瘤结气。"晋代葛洪在《肘后方》中增加了海藻的制备方法，言："颔下瘰疬如梅李：海藻一斤，酒二升。渍数日，稍稍饮之。""海藻散瘿破气而治疝何难。"

而后人们又发现，不只海藻能治疗碘缺乏症，昆布、紫菜等海产品都可以治疗"瘿瘤"。如《药性赋》记载："昆布破疝气，散瘿散瘤。"唐代药王孙思邈也常用昆布（富碘食物）来治疗瘿病。宋代张杲的《医说》记载了一位老僧靠分发紫菜、海苔来治疗该病，书中记载："华亭有一老僧，昔行脚河南管下寺，寺僧僮仆无一不病瘿。时有洛僧共寮，每食取携行苔脯同餐，经数月，僧项赘尽消，若未尝病。寺徒仆叹诃，乃知海崖咸物，能除是疾。"

宋代杨亿《杨文公谈苑》中谈到"病瘿"指出，凡是海产品都能治疗该病："夫颈处险而瘿，今汝洛间多，而浙右、闽、广山岭重阻，人鲜病之者。按《本草》，海藻昆布，主瘿瘤。注云，凡海菜，皆疗瘤结气。青苔紫菜亦然。盖被海之邦，食其惟错之味，能疗之也。"

尤其至明清时期，治疗"瘿瘤"可谓发展至巅峰。明代《疡医大全》的"四海舒郁汤"中便是加入了海带、海螵蛸、海蛤粉这些海产品来治疗该病的。

此外，也有歪打正着的治疗方式。如《外台秘要》记载，可以用羊和鹿的靥治疗瘿疾。也就是说可以吃羊和鹿的脸部、颈部来治疗大脖子病。甲状腺位于颈部，甲状腺中富集了碘元素，正好可以补充人体所需。

碘是合成甲状腺激素的重要原料，摄入不足或过量均会导致甲状腺疾病。由于地理因素、食物匮乏以及食物流通受限，历史上绝大多数"瘿瘤"的发生均与缺碘有关。因此，古人在阐述"瘿瘤"的治疗方法时，提出食用海产品，符合那时的社会状况，也由衷地感叹古人的智慧！

碘盐的使用，极大地减少了"大脖子病"

然而，今非昔比！现如今交通发达了，全国各地海产品都比较容易获得。而且我国于 1994 年实施食盐加碘后，绝大部分地区城市已经消灭了"大脖子病"。

据 2005 年全国碘缺乏病流行病学调查显示，我国居民合格碘盐食用率达到 90.2%，儿童甲状腺肿大发病率已降至 5.0%，这两项重要指标均已达到国际消除碘缺乏病的标准。

何裕民教授认为，古代所说的"瘿瘤"主要指如今的单纯性甲状腺肿，是缺碘性的甲状腺肿大，和今天所说的甲状腺癌并不是一回事情。

现如今：缺碘和高碘均可增加甲状腺癌发病率

如今有研究显示，碘缺乏和碘过量都有可能诱发甲状腺癌。如一项研究显示，美国甲状腺癌的发病率 1973 年为 3.6/10 万，2002 年已升至 8.7/10 万。

有研究者分析了广西壮族自治区食盐加碘前后甲状腺疾病谱变迁特点，结果显示，加碘前、加碘后 5 年和加碘后 10 年，甲状腺乳头状癌患者所占比例逐步上升，分别为 6.47%、8.81% 和 10.41%，提示碘过量有可能增加甲状腺癌发生的风险。

有学者对乌鲁木齐地区人群碘营养状态与甲状腺癌的关系研究发现，乌鲁木齐地区人群碘缺乏状态已基本纠正，处于超适宜量水平，女性、血清甲状腺球蛋白抗体异常、碘过量是甲状腺癌的危险因素。

国外有研究表明，在瑞典碘过量地区，甲状腺乳头状癌发病率较高，而对碘缺乏区甲状腺滤泡癌患者进行补碘后可发现，患者乳头状癌发病率呈上升趋势，也提示碘过量会使甲状腺癌发病率增高。

目前主流观点认为，碘缺乏也可能与患甲状腺癌风险有一定关系。有研究者用碘缺乏地区饮食成功构建甲状腺癌模型，结果显示，碘缺乏组甲状腺癌检出率为 15.6%，而正常饮食的对照组未发现。有学者对澳洲缺碘地区甲状腺癌发病率进行了调查，发现呈逐年上升的趋势，上升率约为5.5%。

综上所述，碘过量和碘缺乏都会对机体造成影响，都有可能增加甲状腺癌的发病风险。

当然，如今相对于碘过量而言，碘缺乏较少见。因此，人们更应该多关注碘过量带来的甲状腺疾病的问题。

沿海地区多甲状腺癌

虽然目前全国有碘过量的趋势，但也有地区差异。如本书第二部分谈到目前甲状腺癌高发的现状时，强调沿海地区甲状腺癌发病率尤其高。如根据相关数据显示，中国的甲状腺癌发病流行地区主要集中在沿海地区，东部地区的甲状腺癌的发病率最高，中部地区的甲状腺癌的发病率最低。

有学者分析了沿海地区实行加碘盐前后甲状腺疾病临床病理资料，初步探讨了加碘盐与结节性甲状腺肿的关系。结果发现，沿海地区实施加碘盐后，对防治碘缺乏病有显著成效；但随着碘摄入量增加，结节性甲状腺肿大患者数比例增高，部分病例合并乳头状癌。

国内肿瘤检测点提供的数据也表明，沿海地区，如上海、厦门、杭州、温州和宁波等沿海地区发病率明显高于其他地区。笔者跟随何裕民教授门诊，也发现甲状腺癌患者以江浙沿海一带的居多。

笔者在各地举办多场肿瘤饮食防控的讲座，发现一个现象：在福建、厦门、大连地区讲座时，咨询甲状腺癌饮食的患者特别多。

笔者曾在宁波讲座，清楚地记得有位女士前来咨询：自己是甲状腺癌，还能吃海带吗？众所周知，宁波地区的人特别喜欢吃海鲜，可以这样来形容，如果不吃海鲜，他们不知道还能吃什么？虽然有点夸张，但反映出当地居民的饮食特点。可以说，当地高发的甲状腺癌与海鲜摄入多不无关系。我们称海带为"含碘冠军"，对于该地区像她这样的患者，再吃海带，无异于雪上加霜了。

因此，沿海地区不少甲状腺肿瘤是"碘"依赖性的，而海带、紫菜等含碘很高，自属禁忌。

传统说法需与时俱进

古代的"瘿瘤"多是缺碘引起的，如今交通发达，全国各地海产品都较丰富，加上政府设立防治碘缺乏病日、推广碘盐等措施，目前我国居民整体上处于碘充足的水平，居民碘缺乏的情况较少，反之更多的是富碘性的问题。

如国际学术组织统一定义的足量碘摄入、超足量碘摄入和过量摄入的尿碘范围依次为 100～199 微克/升、200～300 微克/升、>300 微克/升。中国营养学会建议成人膳食碘摄入 120 微克/天，最高可接受摄入量不超过 600 微克/天。而从我国现状来看，在碘营养正常的地区，人群每天摄碘量一般在 200～300 微克，他们的尿碘水平多在 200 微克/升，属于碘摄入很充足的状态。按我国目前碘盐的碘含量计，日食 10 克食盐（实际上国人目前盐的摄入量超过 10 克），从盐中大约摄入碘量为 200 微克，食碘盐者的尿碘达到 300～500 微克/升，尿碘水平偏高。而我国高碘地区群众的日摄碘量为 850～1000 微克以上，尿碘水平多在 800 微克/升以上。

流行病学调查和动物实验表明，长期持续摄入高碘可造成高碘性甲状腺肿。我国有 1600 万人生活在 8 个省内的 91 个县的高碘地区，对于这些地区碘盐中碘的添加量，则应审慎对待。

可以说，时代不同了，过去的缺碘问题现在已明显得到控制，碘盐的普及、海产品的方便获取等，都使得我国各地，尤其是沿海地区甲状腺癌发病率越来越高。在此，也呼吁整个社会以及相关部门关注碘过量问题，特别是由此而引发的健康问题，并结合各地区环境及饮食情况，因地制宜地做一些调整。

五

三因制宜调饮食

甲状腺癌的发生与不同性别、不同的地理环境有很大的关系。何裕民教授指出在给予患者饮食调理时，要结合患者的性别、年龄、合并症，不同地区、不同季节等，因人、因时、因地地采取不同的饮食方法，方能取得更好地疗效。

 因人调饮食

老年患者：顺应生理改变，调整饮食

近年来，随着老年人口的逐渐增长，老年人甲状腺癌的发病率也在逐渐增加。何裕民教授指出，与年轻人相对比，老年人甲状腺癌有着明显的不同，如病理类型、生物学行为上恶性程度相对偏高，预后较差等。有学者对老年甲状腺癌的病理组织学类型进行统计分析发现，滤泡状癌及未分化癌比例较高，而分化比较好的乳头状癌较少。

由于老年甲状腺癌患者低分化或未分化癌的比例增高，而且很多老年人还合并有一些基础疾病，如糖尿病、高血压等，使得老年患者术后并发症发生风险较高。因此，需重视老年人

群甲状腺癌的早期诊断，并积极给予治疗，切莫因甲状腺癌的"懒癌"特点而延误治疗。

由于老年人生理功能下降，使得老年人在摄食、消化、吸收方面都受到影响。老年人的味蕾和神经末梢的改变，使得味觉和嗅觉功能下降，影响了摄食和各种营养素的摄入。老年人胃肠等消化器官消化液分泌减少，对高蛋白、高脂肪的油腻食物，往往不耐受，食后容易出现腹胀、腹泻的现象。由于胃肠蠕动减慢，极易发生便秘。

因此，对老年甲状腺癌患者的饮食不必限制太多，饮食上要顺应老年人消化功能的改变而做出相应调整。如饭菜质地要软，便于咀嚼；胃肠消化功能变差，饮食不香，此时各种滋补汤、高蛋白、高脂肪的肉类等，就不要勉强硬补，而要选择粥、面条、烂饭、蔬果、豆制品、鸡蛋等清淡饮食，既富有营养，又适合胃肠道消化。

因此，老年甲状腺癌患者需根据自身情况，调整膳食。一般建议每天给予能量 1700 千卡（7116 千焦）左右，蛋白质充足，其中优质蛋白质比例不低于 30%，采用低脂饮食，尽量少吃各种油腻之物，保证维生素和矿物质摄入充足。同时根据自身病情，在医务人员的指导下评估是否要选择补碘，切忌盲目。

能量 1700 千卡（7116 千焦）的推荐一日食物组成，如主食 250 克、杂粮和杂豆 50 克，蔬菜 400 克（绿叶蔬菜 200 克、其他蔬菜 200 克），水果 200 克，鱼虾 70 克，肉类 50 克，鸡蛋 1 个，豆腐 100 克，牛奶 200 毫升，坚果 10 克，植物油 25 克。

具体食物份量可参照家用电子手提秤称量、带刻度的杯子或容器等。

女性患者：饮食切忌过于谨慎

甲状腺癌的发病率近年来明显上升，而且女性多于男性，女性发病率约为男性的 3 倍。甲状腺癌之所以会出现这种明显的发病特点，与甲状腺承担的生理功能有关。甲状腺是人体重要的内分泌器官，承担着人体摄取和存储碘、合成和分泌甲状腺素的作用。有研究发现，包括雌激素和孕激素在内的女性激素，参与了甲状腺癌的发生、发展。体内性激素水平越高，越有助于甲状腺癌的发生。

前文已述，较真、追求完美的个性，也是引起女性甲状腺癌高发的因素之一。反映在饮食方面，女性这种认真、仔细、细腻的性格，也使得很多患者饮食上过于谨慎小心。网上说某种食物抗癌，就天天不离嘴；别人说什么食物致癌，就一点也不敢碰。

在何裕民教授的临床诊疗中，不乏女性甲状腺癌患者用列纲目的形式咨询何裕民教授饮食方面的问题，更有患者每每打算增加一种新的菜品，都要等到何裕民教授门诊确认无碍或者有益于本病恢复后才肯食用。这种过分小心的心态，往往使患者神经长期处于紧绷的状态，容易产生焦虑情绪，会进一步促使内分泌紊乱，对病情肯定不利。

因此，女性患者根据治疗的不同阶段，采取适宜的饮食措施（具体方法可参考第六部分不同治疗时期的精准饮食）。

合并症者

● 合并甲亢者：高能量、高蛋白

碘是参与甲状腺素合成的重要原料，对于碘甲亢的患者，摄入富含碘的食物或药物可增加血浆碘浓度，促进甲状腺素的合成与分泌，加速病情进展。应注意忌碘盐和富含碘的食物，如海带、紫菜、淡菜、海鱼、蛤类、发菜等。

其次要给予高能量、高蛋白质饮食。甲亢患者处于高代谢状态，需保证足够能量供给，纠正因代谢亢进引起的过度消耗。甲亢患者每天除正餐外，还可增加 3 次点心，但注意避免暴饮暴食。对于消瘦明显者，短期内全天能量摄入可达 3000～3500 千卡（12 558～14 650 千焦）。主食宜选择以糖类为主的淀粉类食物，如米饭、馒头、面包等。

虽然生理剂量甲状腺素能刺激蛋白质合成，但甲亢时过量的甲状腺激素不仅使蛋白质合成受到抑制，而且加速蛋白质分解可引起负氮平衡。有研究显示，甲亢时血清多种游离氨基酸（FAA）水平降低，与其蛋白质消耗过多有关。因此，对于甲亢患者，尤其是消瘦明显的重症患者，应注意蛋白质的补充，以利其早日康复。建议甲亢患者蛋白质供给可以增加到每天每千克体重 1.5 克。

甲亢患者应避免过多活动，少食用糖类和饮料，尽量不饮酒等。甲状腺激素对破骨细胞和成骨细胞有兴奋作用，使得甲亢患者骨骼更新加快，对钙、磷的需求量也加大。因此，可多摄入富含钙、磷的食物，如牛奶、果仁、芝麻、豆制品等，同时鼓励患者增加日光照射。

同时还要注意多补充维生素。甲亢患者机体处于高代谢状态，消耗大量的酶，维生素需要量增加，尤其是水溶性维生素，如维生素 C、维生素 B$_1$、维生素 B$_6$。富含维生素 C 的蔬果有猕猴桃、橙子、芒果、草莓、芦笋、辣椒、马铃薯等。

甲亢患者常有神经过敏、焦虑、易怒的表现，应少进食对中枢神经系统有兴奋作用的温热刺激性食物，如辣椒、浓茶、咖啡等。饮酒容易引起体内乳酸堆积，导致糖代谢障碍，诱发低钾问题，因此，此类患者尽量不饮酒。甲亢患者出汗多，应注意补充水分，每天可摄入 1500～3000 毫升的水分。

● 合并甲减者：补碘，因人而异

甲减的典型表现有体重增加、面色苍白、水肿、记忆力减退、嗜睡、畏寒、心动过缓、腹胀、便秘等。

甲减患者本身新陈代谢速度减慢，大量摄入高热量食物，会引起肥胖等症状。甲减患者通常有高脂血症，饮食上要避免高脂肪、高胆固醇的食物，如花生、核桃、杏仁、火腿、五花肉等。不吃辣椒、芥末等辛辣食物，不吃冰淇淋、冰棒、冰水等冷食。脂肪供能占全天热能比 20％ 左右。

甲减患者应补充富含铁的饮食，如动物肝脏、猪血、菌菇类等。甲减患者甲状腺激素分泌减少，可使骨代谢障碍，骨量减少，导致骨转化减慢，从而引起骨质疏松症。因此，可多摄入一些富含钙的食物，如牛奶、豆腐干、绿叶蔬菜等。

甲减的人群多有胃肠蠕动较慢，常常有腹胀、便秘的情况，此时可以多摄入一些膳食纤维含量丰富的食物，以促进胃肠蠕动，缓解便秘。

很多甲减患者出现黏液性水肿，因而摄取过多的食盐会加重面部和全身水肿。在日常饮食中要适当地减少每天的食盐量，避免加重水肿问题。

对于因分娩时的大出血或脑部缺血导致的垂体－下丘脑功能紊乱，并伴有其他内分泌功能紊乱，或者因更年期的并发症共同导致的甲减患者，可以选择服用生长激素促进因子或氨基酸补充剂，以从整体上提高垂体对激素的调节。

甲减患者需要补碘吗？对此，需要针对甲减的病因区别对待。对于甲亢患者服用过量的抗甲状腺素的药物，导致体内的甲状腺激素缺乏和不足；甲状腺被全部切除；用碘-131治疗时，甲状腺组织破坏过多；甲状腺炎造成的甲状腺组织被破坏；碘摄入量增加导致的亚临床型甲减和临床甲减，这些情况造成的甲减正常饮食即可，不需要刻意补碘。

而对于青少年处于快速发育阶段，造成体内碘耗损快，缺碘造成人体甲状腺激素不足而引起的甲减，就需要补碘。

● 合并肥胖者：控能、控脂、控糖

体重超重，甚至肥胖，已对现代人构成了严重的威胁。有数据显示，1980年，美国25％的成年人体重超标，如今则达到了65％的比例，其中31％的成年美国人属于肥胖。现如今，肥胖也成了我国社会的"公害"，营养过剩的现状已经是触目惊心，造成了严重的国民健康危机。2022年最新颁布的《中国居民膳食指南（2022）》明确提出：吃动平衡，健康体重。强调了合理饮食，保持适宜体重对于健康的积极作用。

有临床研究显示，2014年中国肥胖的发病率居世界之首。国际癌症研究机构提出，现有足够的证据证明甲状腺癌、结肠癌、食管癌、肾癌、肝癌、胰腺癌、前列腺癌、白血病、非霍

奇金淋巴瘤和骨髓瘤及绝经后妇女的乳腺癌和子宫内膜癌与超重和肥胖有关，且关系到疾病的发生、发展及治疗。

目前的流行病学研究认为，肥胖可能是甲状腺癌发病的重要因素。2014 年，*Lancet* 杂志发表了英国对 524 万名年龄 16 岁以上的人群进行的调查发现，肥胖能够增加约 9％的甲状腺癌风险。

然而，肥胖促进甲状腺癌发病的具体机制尚不明了。胰岛素抵抗、类胰岛素生长因子 1、促甲状腺激素、雌激素和瘦素均有可能参与肥胖促进甲状腺癌发生的过程。而且越来越多的研究认为，肥胖影响甲状腺癌的临床病理特征。随着肥胖及甲状腺癌的发病率逐年递增，探索肥胖促进甲状腺癌发病的机制将有助于甲状腺癌的防控与治疗。一些与肥胖关系密切的因子，均有可能成为甲状腺癌药物治疗的潜在靶点。

因此，对于该类患者在注意甲状腺癌饮食疗法的同时需要控制体重，注意改善膳食的结构和食量，少摄入脂肪含量多的食物，脂肪摄入量占总能量的 20％～30％；同时减少饱和脂肪酸和反式脂肪酸的摄入，如蛋糕、奶油等；每天肉类摄入量不超过 50 克（大约相当于一个成年人掌心大小的量）；每天摄入适量的优质蛋白；增加新鲜蔬菜和水果在膳食中的比例，保持大便通畅。

● 合并高血糖、糖尿病者：低血糖指数的食物更合适

糖尿病是一种以高血糖为特征的代谢性疾病。近年来，大量的流行病学研究表明，糖尿病与子宫内膜癌、乳腺癌、前列腺癌、胰腺癌、肝癌、结直肠癌和膀胱癌等恶性肿瘤的发生密切相关。

有研究表明，高血糖水平更容易发生甲状腺癌，其发生机制是激活了氧化应激，增加了活性氧（ROS），在肿瘤细胞中观察到 ROS 的增加。另外，有研究显示，胰岛素水平与甲状腺癌呈正相关，广义上胰岛素也归属于促生长因子，胰岛素与胰岛素样生长因子 1 受体有同源性和亲和性，对细胞增殖起着重要作用。而有研究认为，多种癌症与高胰岛素和胰岛素样生长因子 1 水平有关。

多项研究证实，胰岛素受体、类胰岛素生长因子 1 受体在甲状腺癌细胞中过度表达。而韩国进行的一项前瞻性研究证实，韩国女性甲状腺乳头状癌的高发病率与胰岛素抵抗有关。

此类患者除了注意甲状腺癌的饮食以外，还应尽量控制糖类及淀粉类食物的摄入。需要控制总热量，建立合理的饮食结构，维持正常体重。尽量不饮酒，减少高脂肪及高胆固醇的食物。多选用高纤维食物，少食多餐，在控制总热量的前提下，均衡机体营养。饮食还需要注意定时、定量。多吃蔬菜、清淡易消化之品。

对于糖尿病患者，饮食上最关键的就是控制糖分的摄入。饮食上要限制水果、甜食的摄入，每天的添加糖摄入量尽可能控制在 25 克以下。

建议选择血糖指数低的食物。血糖指数是衡量食物引起餐后血糖反应的一项指标，该指数＞75 的食物是高血糖指数食物，55～75 间的食物是中血糖指数食物，＜55 的食物是低血糖指数食物。血糖指数数值越低，说明该食物摄入后在体内升高血糖的速度就越慢，影响血糖水平波动就越小。

对于糖尿病患者，谷类可选择如荞麦面、大麦、黑麦、粉条、藜麦等；蔬菜如茄子、苦瓜、黄瓜、西蓝花、芹菜、芦笋、番茄、菠菜等，鸡蛋、牛奶和豆类的血糖指数都较低，糖尿病患者可适当摄入。

因时调饮食

中医学认为，甲状腺癌多为情志内伤、肝失调达、气郁痰凝、气血瘀滞所致。

"肝应春"的理论源于《黄帝内经》中"五脏应四时，各有收受"的"天人相应观"。人体内的脏腑生理功能与季节变化具有相通性。当春季少阳之气升发之时，如果肝脏不能"应时而变"，肝主疏泄功能不可应时而旺，肝气当升不升，更易在春季多发疾病。"肝气与春气相通"，春季万物复苏，肝气升发易致急躁易怒，精神压力过大，从而甲状腺激素水平升高，易致甲状腺相关疾病的发生。所以，春天要注意调节情绪、缓解压力、疏肝平肝。

"心应夏"是指机体感知外界环境变化，在夏季通过心以加强对血脉的调控，从而加强机体与外界环境的气化沟通。《黄帝内经》认为，心与夏季相应，夏季暑热当令，极易耗伤气阴。心主血脉，亦主神志，开窍于舌，其华在面，暑易伤气、暑易伤心，容易发生咽喉干燥疼痛、眼睛红赤干涩、嘴唇干裂、小便短赤等症状，甚至发生中暑晕厥。故夏季养生中尤其应顾护心阳，保护心气，避暑护阴，使血脉畅通，心神宁静，以减少甲状腺疾病的发生。

"肺应秋"，秋三月，碧空如洗，万物成熟，天高风清气凉，山川清肃景净，气候逐渐转寒，阳气渐收，阴气渐长，也是人体阳消阴长的过渡时期。此期人体易出现忧郁、悲秋的情绪，对甲减患者的康复不利。此时，应收敛神气，乐观开朗，静心宁神。在起居上宜早睡早起，适时调整睡眠时间，早卧以利养阴，顺应阴精的收藏，协调阴阳平衡；早起以利舒肺，呼吸新鲜空气，使机体津液充足，精力充沛，以减缓秋季肃杀之气对人体的影响。

"肾应冬"，《素问·四气调神大论》曰："冬三月，此谓闭藏，水冰地坼，无扰乎阳，早卧晚起，必待日光，使志若伏若匿，若有私意，若已有得，去寒就温，无泄皮肤，使气亟夺，此冬气之应，养藏之道也，逆之则伤肾，春为痿厥，奉生者少。"冬三月，万物生机潜藏，天地间一派严寒萧肃之象。所以，冬季甲状腺癌的患者多会出现甲减的症状，容易出现畏寒、怕冷的表现。

日常生活应适时地调整生活方式，与天地之气机变动保持协调，是顺应自然之道的具体体现。冬季天气明媚宜人时，要及时开窗使新鲜空气流入室内，排出浊厚久积之陈气，清新微凉的气体能使人精神抖擞，舒畅开怀。人们在冬季要避寒就温，适度运动，以少出汗为宜，以免耗伤阳气，更伤肾气。阳光不仅能驱散寒意，消除郁闷情绪，使人体阳气畅达，气血流通，周身和畅。建议上午9～10时、下午4～5时，可外出晒晒太阳，调整身心，愉悦情志。

因地调饮食

有报道显示，人体所获取的碘92%来自食物，其余来自饮用水和空气。而在沿海地区，人们海鲜类食物摄入较多，碘的摄入较为充足。如今交通的便捷，食物流通便利，碘盐的普及，使得内地人们碘的摄入量也基本可以满足需要。

鉴于此，依据《食盐加碘消除碘缺乏危害管理条例》和原卫生部2009年印发的《关于进一步做好无碘食盐供应和管理工作的通知》的规定，我国已经在水源性高碘地区和病区供应未加碘食盐。2018年5月，《中国居民补碘指南》建议中指出：生活在水源性高碘地区的居民，从饮水中已经摄入足量甚至过量的碘，因此，这部分居民应食用未加碘食盐。

那水碘含量达到多少，要食用未加碘食盐呢？根据2019年我国卫生健康委员会首次发布的《全国生活饮用水水碘含量调查报告》显示：当所在地区的水碘含量＞100微克/升时，应食用未加碘食盐。

对于上海、福建、江苏、安徽、浙江、山东等地区，由于水源碘含量丰富，居民如患有甲状腺结节、甲亢、甲状腺癌等甲状腺疾病，就需根据病情调整碘含量丰富的食物摄入，并根据专业人员的建议，选择食用加碘或未加碘食盐。

六

不同治疗时期的精准饮食

甲状腺癌患者到底能吃什么？围手术期、内分泌治疗期、碘-131 治疗期该如何安排饮食？到底什么时候要忌碘？什么时候要补碘？碘盐到底能不能吃？……如此种种患者一直纠结的问题，我们来一一分析。

手术期饮食的那点事儿

相对于其他癌症，甲状腺癌发生复发和转移的风险不高，对身体功能影响较小，所以常被称为"幸福癌"。甲状腺癌对患者胃肠道功能没有明显影响，手术后的生活质量和生存率也较高。故手术期的饮食禁忌不大，没有过于严苛的要求。

手术前：保证饮食营养，为手术助能

适当增加碳水化合物的摄入，以保证手术中血糖稳定，如谷类及其制品（黑米、粳米、荞麦、水饺、米线、包子、馄饨、面条等）、薯类（山药、马铃薯、红薯）等。

适当选择富含优质蛋白的食物，为术后伤口尽快恢复做准

备，如大豆类及其制品（黄豆、黑豆、豆浆、豆腐、豆腐干、豆腐脑、千张等）、鱼肉、鸡肉、鸡蛋、牛奶等。

同时患者可根据体内激素水平，合理选择各类食物。如促甲状腺激素（TSH）高于正常值的患者，适宜选择一些富含铁的蔬果，如木耳、松茸、干蘑菇、芝麻、桑葚等，这样有利于预防因甲状腺激素分泌不足，造成的铁吸收不良或女性月经量过多引起的贫血；TSH 低于正常值的患者，则需要适当控制含碘量高的食物，如海带、紫菜、发菜等。

保持稳定的情绪，适当增加富含 B 族维生素的食物，如粗粮类（荞麦、黑麦、小麦胚芽等）、白色肉类（鸡肉、鱼肉等）、果蔬类（香蕉、菠菜、番茄、洋葱、南瓜等），这些食物有利于助眠，舒缓焦虑不安情绪。

一日食谱推荐

早餐（8:00—8:30）

番茄面条（番茄 1 个，挂面 50 克）、南瓜饼（鲜南瓜 30 克，小麦粉 50 克）、水煮蛋 1 个、豆浆 250 毫升、苹果 1 个。

中餐（12:00—12:30）

软米饭（粳米 50 克）、肉糜烧西葫芦（瘦猪肉 20 克，西葫芦 50 克）、山药炒木耳（黑木耳 5 克，山药 100 克）、丝瓜豆腐汤（丝瓜 50 克，豆腐 25 克）。

晚餐（18:30—19:00）

小米粥（小米 25 克）、红枣发糕（小枣 5 粒，小麦粉 25 克，酵母少许）、红烧鲫鱼（鲫鱼 80 克）、炒青菜（青菜 150 克）、酸奶 150～200 毫升。

手术后：分段饮食为基础，对症处理是关键

◎ 术后当天：忌"热"添"凉"

术后6小时内禁食、禁饮，以防止出现呕吐。

刚动完手术的伤口还属于应激红肿时期，过热的食物易引起血管扩张出血，影响伤口的愈合，不利于恢复。因此，术后6小时起，避免过热、辛辣刺激性食物，如热开水、热饮料、热汤、生姜、大蒜、辣椒等。

可在此时进食少量温凉流质食物，建议以冷流质或放至室温的流质为主，如酸奶、冷米汤、稀藕粉等，以减少手术伤口的局部充血，避免术后伤口发炎感染。但注意，不宜选择冰箱冷冻的食物。

待病情稳定、伤口没有感染时，则可以适当地进食一些半流质和软食。

◎ 流质、半流质、软食，循序渐进，逐步过渡

正常术后2周内，饮食宜采用由流质—半流质—软食逐渐过渡的方式。临床上可根据自身的恢复情况，在医生指导下确定每一种饮食方式的持续时间。

（1）流质饮食：流质膳食是极易消化、含渣很少、呈流体状态或在口腔中能融化成液体的膳食。常见食物有豆浆、米汤、米糊、稀米粥、鸡蛋羹、低脂奶、脱脂奶等。

流质膳食是一种不平衡膳食，能量供给不足，平均每天800千卡（3349千焦），只能短期使用，长期使用会导致营养不良。

流质饮食因能量低，饱腹感弱，食用后容易饿。因此，一般

建议流质饮食每天 6～7 餐，每餐液体量 200～250 毫升为宜。

一日流质食谱推荐

早餐	米汤（粳米 30 克）
加餐	南瓜泥（南瓜 50 克）
中餐	蒸蛋羹（鸡蛋 50 克，植物油少许，盐适量）
加餐	果蔬汁（宜选择番茄、佛手瓜、火龙果、西瓜、无花果、苹果等）
晚餐	猪肝泥（猪肝 25 克，植物油少许，盐适量）
加餐	冲藕粉（藕粉 15 克，白糖 25 克）
食谱要点： （1）肉类的食物需要去骨、去刺、去皮、切小块，制成泥状，并且焖烂为宜。 （2）每天盐的摄入尽量控制在 4 克以下。 （3）每天使用烹调油 20 毫升左右。 （4）保持食物少渣，易于吞咽。	

从此流质食谱可以看出，饮食很清淡，没有滋腻大补之物。但事实上临床中很多患者手术后，如果胃口较好，患者家属往往急于给患者喝一些滋补汤，正如前文所述，甲鱼汤、老鸭汤……觉得这样患者会恢复得快。

首先，甲状腺癌手术并不是大手术，目前很多患者都可选择微创手术，实际上对身体其他部位的损伤并不大。

其次，术后为了防止乳糜漏，建议以低脂饮食为主。滋补汤通过炖煮，油脂的含量较高，无形中增加了患者的脂肪摄入量，加重了乳糜漏的风险，不利于患者伤口的恢复。

因此，需特别强调：手术后，少喝各类滋补汤。

对此，古代医家很早就认识到大病后的饮食要领，并给出了很好的饮食建议。如北宋名医庞安时指出了病后调补的方法，曰："凡病瘥后，宜先进清粥汤，次进糜粥，亦须少与之，切勿过食也。至于酒肉，尤当禁。"

古人提出的大病后的饮食方法，与现代医学提倡的术后采取流质、半流质、软食、普食逐渐过渡的饮食原则不谋而合。古人的智慧令人惊叹，现代人为何不遵守呢？

（2）半流质饮食：临床中，一般术后2～3天采用流质饮食即可，如果自身身体恢复良好，随后即可转为半流质饮食。半流质饮食一般比较细软，容易被咀嚼、吞咽和消化，含膳食纤维少，是介于流质和软食之间的一种膳食类型。

半流质饮食含水量较多，因此，应在一日三餐的基础上增加餐次，以满足患者能量及营养素的需求。通常每隔2～3小时一餐，每天5～6餐。

根据每位患者的实际情况，主食可以选择如粳米粥、小米粥、蛋花粥、烂面片、烂面条、馄饨、蛋糕等。副食如肉类可选用瘦嫩的猪肉，可以做成肉泥、肉糜、肉丸等；鸡肉可做成鸡丝、鸡泥；还可以选用鱼丸等。蛋类可做成蒸蛋、蛋花汤、煮鸡蛋等；豆类可选用豆腐脑、豆腐、豆腐皮等易消化的豆制品；水果和蔬菜可以选择纤维素相对较少、水分相对较多的种类，如石榴、葡萄、梨、西瓜、哈密瓜等，可制成蔬果汁饮用。

一日半流质食谱推荐

早餐	粥（粳米50克）、煮鸡蛋1个、面包15克
加餐	牛奶200毫升、饼干10克
中餐	馄饨（面粉80克，瘦猪肉50克，植物油少许，盐适量）

续表

加餐	哈密瓜 100 克
晚餐	番茄瘦肉面(番茄 1 颗，瘦猪肉 25 克，面条 100 克，植物油少许，盐适量)
加餐	豆浆 250 毫升、蛋糕 20 克

食谱要点：

(1) 食物加工成羹状，尽量使食物细、碎、软。

(2) 在烹调时多用蒸、煮、炖来处理食物。

(3) 可适当把食物做成稠厚一点的糊状。

(4) 可根据自身食量，适当加餐。

(3) 软食：就是将我们普通的正常饮食做得更烂、更软、更精细，容易咀嚼、吞咽和消化。一般常见的软食：

主食：粥、软饭、软馒头、面条、馄饨、包子、花卷、蒸糕、蒸饺等。不宜选用糙米饭、硬米饭等。

副食：动物性食物可选择瘦肉丝、瘦肉糜、鱼片、清蒸鱼、去皮鸡丁、鸡丝、蛋羹等肉质鲜嫩的食物；植物性食物可选择南瓜、冬瓜、土豆、茄子、胡萝卜、番茄、黄瓜、碎菜叶、豆腐、豆花等。

不宜选用含纤维素多的蔬菜，如芹菜、韭菜、竹笋、萝卜、青豆等；以及硬果类食物，如核桃、花生仁等，但可以制成花生酱、核桃酪后食用。

一日软食食谱推荐

早餐	香菇鸡丝粥(粳米 25 克，鸡肉丝 20 克，香菇 5 克，植物油少许，盐适量)、花卷(面粉 50 克)
加餐	酸奶 200～250 毫升

中餐	软米饭(粳米 80 克)、鱼香茄子(茄子 100 克，瘦猪肉 50 克，植物油少许，盐适量)、碎肉豆腐(碎肉 30 克，豆腐 100 克，植物油少许，盐适量)
加餐	苹果 1 个
晚餐	馒头(面粉 50 克)、水煮青菜(青菜 150 克，植物油少许，盐适量)、莴笋炒猪肝(猪肝 50 克，莴笋 100 克，植物油少许，盐适量)

食谱要点：

（1）肉类的食物需要去骨、去刺、去皮、切小块，制成丸状、饼状。

（2）盐的摄入尽量控制在每天 4 克以下，手术切除甲状腺后无须过多禁加碘盐。

（3）烹调方式选择蒸、煮、炖、烩、焯、拌为主。

（4）每天使用烹调油 25～30 毫升。

对于术后出现吞咽困难，或者吞咽时有疼痛感的患者，可以流质、半流质或易吞咽和消化的食物为主，如蔬菜汤、水果汁、米糊、米粉、烂面条、馄饨、蛋羹等。在具体操作时，建议将蔬菜和肉类切小段，煮烂，去骨后食用，不宜食用过硬、过大且容易卡喉咙的食物，如硬饼干、硬馒头、带刺的鱼、带骨头的肉，以免损伤食管。

• 低脂饮食，防止乳糜漏

甲状腺癌手术后，为了防止颈下有活动性的出血造成血肿压迫气管，导致吞咽困难，术后在患者颈部会放置引流管。放置引流管期间，要避免其受压、打折和脱出，同时注意观察引流液的量和颜色。正常情况下手术当天引流液为红色，24 小时<200 毫升，以后血性液逐渐变浅、变清，3 天后就可以拔除引流管，特殊情况特殊对待。

为了预防引流出来的液体异常（出现乳白色混浊状液体），出现乳糜漏现象，建议在插管期间以低脂流质饮食为主，主要原则是避免摄入油脂过高的食物或过量摄入食用油，通过饮食控制从"内"减少乳糜液的生成。

对于行颈部淋巴结清扫术的甲状腺癌患者，术后短期内需进行较严格的低脂或无脂饮食，以防术后并发淋巴漏；而行中央区淋巴结清扫的患者，建议术后1周左右食用低脂饮食；行侧颈区淋巴结清扫的患者，建议术后2周左右进食低脂饮食，然后通过1～2周的饮食过渡，逐渐恢复至正常饮食。

具体参考建议如下：

（1）合理烹饪各类滋补汤类：猪蹄汤、鸡汤、排骨汤……这些滋补汤在民间很受欢迎。临床上，很多患者和家属认为这类食物都有大补元气的作用，特别适合伤了元气的术后患者。但殊不知这些滋补食物通过长时间的炖煮，皮下脂肪被分解，形成一层厚厚的油脂，无形中增加了患者脂肪的摄入量，加重了插管时乳糜漏的风险，不利于患者伤口的恢复。

所以，为了避免过多摄入油脂，应合理烹饪汤品。建议患者及家属在烹饪此类食物时可采取两种方法：①处理食材时，将外层动物皮去掉，并且冷水慢慢加热焯一下后捞起，重新加入清水，放入几片蔬菜炖煮，起锅时捞起蔬菜丢弃，汤静置15～20分钟，待表面出现凝固的油脂时，用汤勺撇去。②可购买专业食品级的吸油纸，待汤煮好后，放入吸油纸吸油后丢掉即可。不过要注意，在选购吸油纸时一定要认准合格的厂家，口碑好的品牌，食品级的材料。

（2）控制烹调油的使用：在插管期间和行淋巴清扫的患者，建议每天用油量控制在20毫升以下（相当于家庭常用小瓷勺2勺的量），尽量选择植物油，如大豆油、玉米胚芽油、菜籽油、橄榄油、芝麻油等。

如手术后出现乳糜液，每天超过 1000 毫升时需要考虑禁食，采用肠外营养的方法补充营养。

少刺激，多食利水消肿的食物

辛辣刺激性食物，如尖椒、花椒、芥末等，会加快体内代谢，刺激血管，损伤血管内壁，增加血管堵塞概率；且容易引起患者多汗，诱发手术部位伤口的过度水肿、出血及炎症，加重术后疼痛感。因此，术后忌食刺激性食物，可适当食用具有清热、利水消肿作用的食物，如玉米须、绿豆、茯苓、黑豆、薏苡仁、冬瓜、丝瓜、赤小豆等。对于术后的患者来说，可以将这些食物做成汤水或米糊、粥类等。

◆ 冬瓜绿豆粥

食材：冬瓜 100 克，绿豆 25 克，粳米 100 克。

制法：冬瓜去皮，洗净切成小块，绿豆洗净，两者与粳米一起放入锅中加入水 1000~1500 毫升，待绿豆煮开，冬瓜变透明即可。

功效：冬瓜皮是临床上常用的一味中药，具有利尿消肿的作用，也可将冬瓜皮 100 克，煮水饮用，可用来辅助治疗水肿。

◆ 玉米须汤

食材：玉米须 20 克。

制法：提前将玉米须洗净晒干，将干玉米须放入锅中，加入 1000 毫升左右的清水，煮沸后继续煮 10~15 分钟即可，去除玉米须，饮汤。

功效：此汤具有利尿消肿、清肝利胆的功效，不仅适合术后患者，还特别适合高脂血症及糖尿病患者。

这些食物都属于低碘、低脂食物，患者既不用担心摄入碘对治疗的影响，也不用担心摄入过多的脂肪造成伤口难愈合的问题，也特别适合术后康复期食用。

● 为何会缺钙，怎么补

临床常有患者前来咨询笔者：做了甲状腺癌切除术后，为什么总是出现手脚麻木，甚至抽筋等现象？问题出在哪里？如果出现这种情况需要补钙吗？怎么补？

（1）被忽视的邻居：甲状旁腺。出现手脚麻木、腿脚抽筋等现象，其实是甲状腺癌术后带来的副作用，往往与手术中甲状旁腺被误切、挫伤，导致甲状旁腺功能减退有关，它的主要表现是低血钙，轻则表现为口周麻木，严重的会出现手足的抽搐。

甲状旁腺位于甲状腺的后面，主要分泌甲状旁腺激素，而甲状旁腺激素的作用就是使人体的血钙保持在一定的水平，维持人体正常的钙磷代谢过程，增加肠道对钙的吸收，减少钙的流失。因此，一旦甲状旁腺受损，就会影响血钙浓度，从而引起由于低血钙导致的一系列诸如抽筋、麻木等缺钙症状。

所以，这时就要多补充钙。而对于女性绝经期患者或者老年患者，手术后钙的合理摄取，也非常重要。

（2）如何补钙，效果更好。首先，补钙最常用方法就是多吃富含钙的食物，如鸡蛋、豆腐、油菜、黑芝麻、黑木耳、山楂、干桑葚、酸枣、沙棘、核桃等。

在选择富含钙的食物时，建议不要局限于一种食物来源，可以几种食物相互搭配，并融入一日三餐中，尽量做到每天的摄入种类丰富多样。

如早餐可以食用鸡蛋，如果有爱吃面包的患者，可以在面包上涂抹些芝麻酱；上午加一杯牛奶；午餐食谱里可以多食用点豆腐，如木耳豆腐汤、白菜豆腐等；此外还可选择炒油菜、素炒娃娃菜、凉拌黄瓜等新鲜时蔬；晚餐加上一袋酸奶，平时草菇和香菇这些富含钙的菌菇类也可以作为每天膳食的搭配，这样钙的摄取就比较丰富了。

很多人听说过绿叶蔬菜，如芹菜、山药、魔芋、笋、韭菜、菠菜等，含钙也较多，那是不是也是补钙的良好来源呢？

其实不然。因绿叶蔬菜中含有较多的植酸、草酸和纤维素，这些物质会和食物中的钙结合，影响钙的吸收。不过，合理的烹饪方法可以提高钙的吸收率。如在食用前，可以先将绿叶蔬菜在沸水中焯1分钟左右，以减少其中的草酸等影响钙吸收的成分，然后再进行烹调。

其次，对于缺钙较严重以及患有骨质疏松症的患者，也可以根据医生和专业人士的建议，及自己的身体情况，选择合适的钙剂补充品。

目前市面上常见的钙剂有：无机钙，一般是碳酸钙、磷酸钙等；有机钙，一般是葡萄糖酸钙、乳酸钙、柠檬酸钙等；活性钙，主要成分为乳矿物盐（乳钙）、氧化钙等。还有一些新型的钙剂，如氨基酸钙等。

对于患者来说，可多选用含钙量高、吸收利用率好、刺激性小和服用方便的钙制剂。

如果患者的症状比较重，可以口服和静脉同时补钙，经过一段时间，患者甲状旁腺功能减退逐渐有所代偿后，可以逐渐改成口服补钙。

（3）钙磷比例适宜，更有利于补钙。手术后，除了要关注患者缺钙的问题，还要留意磷的食物是否适宜。磷在食物中广泛分布，动物性和植物性食物都含有丰富的磷，当膳食中能量和蛋白质供给充足时，不会引起磷的缺乏。而合理的钙磷比例有利于磷的吸收，膳食中钙磷适宜的比值为 2 ∶ 1。

因此，如果患者出现手足针刺感、麻木或僵直的症状，除了需要补钙外，还要注意减少含磷较高的食物，如内脏类（肝、肾、心、脑、肠、鱼子、蟹黄等）、坚果类（松子、南瓜子、西瓜子等）、粗粮类（麸皮、黑米、苦荞麦、糙米、高粱米等），尽量在此阶段减少磷的摄入量。

（4）补钙，别忘了维生素 D。都说维生素 D 是钙的好兄弟，确实如此。如在一项临床研究结果中显示：维生素 D 缺乏的患者，全甲状腺切除术后低钙血症的发生率高于维生素 D 充足的患者。这就告诉人们，身体里维生素 D 水平高，会降低手术后低钙血症的发生，因为维生素 D 有促进钙吸收的作用，所以，我们看到一些补钙产品经常会出现维生素 D 的身影。

当然，我们并不建议直接补充维生素 D，其实最好的补充维生素 D 的方式是晒太阳。不妨尝试每天上午 10 点前或下午 4 点后外出晒太阳，每天 0.5～1 小时。尤其在冬季，一些老年患者合成维生素 D 的能力降低，可以将晒太阳的时间适当延长。但不建议阳光强烈地暴晒，尤其是夏天，要避开阳光强烈的正午时候。

除此之外，平时也可以摄入一些维生素 D 含量丰富的食物，如动物肝脏、菌菇类、蛋黄等。也可以将这些食物与含钙量高的食物一起搭配烹饪，能进一步增强补钙效果。如木耳炒猪肝（猪肝半块，木耳 5 克）、菠菜炒鸡蛋（菠菜适量，鸡蛋 1~2 个）等。

另外，还可以选择维生素 D 的强化食品。为了弥补食物中维生素 D 的不足，有些产品会在食物中额外添加维生素 D_2 或维生素 D_3，如维生素 D 的强化牛奶或奶粉、豆奶等。

如果缺钙比较严重，可以在服用钙剂的同时，补充维生素 D 制剂，如常用的骨化三醇和阿法骨化醇等。

当然，钙的摄入也不是多多益善。钙的摄入量超过一定限量 2.5 克/天时就有可能增加肾结石的危险性，且抑制其他矿物质，如铁、锌、磷和镁的吸收，并且降低其生物利用率。

所以，补钙的最主要原则是：遵循医嘱、多吃高钙食物、适当多晒太阳，必要时可补充少量的钙补充剂。

手术后到底该补碘还是限碘

在甲状腺癌患者的饮食中，最纠结、最关心的营养素，莫过于碘。因为碘是合成甲状腺激素的主要原料，甲状腺癌患者手术后碘的过多或过少势必影响患者的病情。那甲状腺癌手术后到底是要额外补碘还是限碘呢？

事实上，目前学术界对此一直存有不同的观点。如美国甲状腺协会（ATA）《甲状腺癌诊治指南》中并没有明确表明甲状腺癌术后对碘的特殊限制；《中国居民补碘指南》指出："并没有发现补碘与甲状腺癌发病率升高之间的相关性。甲状腺癌患者可以正常碘饮食。如果手术后行放射性碘清甲或清灶治疗，治疗前需要低碘饮食。"而临床上有些医生则认为甲状腺癌手术后要补碘。

由此可见，大家对此各有看法。究竟如何才能正确且安全地食用含碘食物及碘盐，笔者认为，需要根据患者病情区别对待。

（1）不同手术，区别对待。甲状腺全切是治疗甲状腺癌的有效办法，很多患者此时不清楚到底能不能吃含碘食物？

前文已述，碘在体内主要参与合成甲状腺素，通过甲状腺素发挥各项生理功能。迄今为止，尚未发现碘有除参与甲状腺素合成以外的其他独立生理作用，因此，甲状腺全切后，人体对碘几乎没有需求，也就不用刻意去补碘，正常的饮食就好。同时也不用刻意排斥含碘食物，人体摄入的碘，被小肠吸收后，多余的碘会通过肾脏排出体外。但此时需注意缺钙的问题，可适量补点钙。

但有一种情况需要忌碘，手术后行放射性碘-131治疗或清灶治疗的患者，治疗前需要低碘或忌碘饮食。

一日正常碘盐食谱推荐

早餐：鲜肉小馄饨（馄饨6～10个），酸奶250毫升，鸡蛋1个。

加餐：坚果15克（宜选择无加工的核桃、杏仁、松子等）。

午餐：杂粮饭（粳米20克，黄豆10克，黑米10克，小米20克），木耳炒肉丝（木耳5克，瘦猪肉50克，植物油6毫升，盐2克），老藕汤（藕75克），酸奶150～200毫升。

晚餐：馒头1～2个，猪肝炒菠菜（猪肝50克，菠菜150克，油15毫升，盐2克），苹果1个。

对于半切和部分切除的甲状腺癌患者来说，因为还保留了一部分的甲状腺功能，除了盐的选择上以无碘盐为主、碘盐为辅外，食物选择上少食高碘的食物（可参考附录常见含碘食物表）。

对于甲状腺癌部分切除的患者来说，为了防止激素水平的不稳定，建议适当灵活变换食谱。如平时一日三餐中，其中的一餐可以使用加碘盐，其余两餐可使用无碘盐，两者混合使用，食物上尽量不要过多选择高碘的食物；或一周食用正常加碘盐，一周换成无碘盐，轮流替换。

（2）不同指标，不同对待。甲状腺癌功能的主要血液检查指标有7个，分别是促甲状腺激素（TSH）、甲状腺素（T_4）、三碘甲腺原氨酸（T_3）、血清游离三碘甲腺原氨酸（FT_3）、血清游离甲状腺素（FT_4）、甲状腺球蛋白抗体（TGAb）、甲状腺过氧化物酶抗体（TPO-Ab）。当这些指标出现升高或降低时，碘的摄入也大不同。

TSH	T_3	T_4	FT_3	FT_4	TGAb	TPO-Ab
↓	↑	↑	↑	↑	正常/↑	正常/↑
↓	↑	正常	↑	正常		
↓	正常	↑	正常	↑		
					↑	↑
饮食建议	谨慎食用海带、紫菜、发菜、海藻等食物。烹调时尽量选择使用无碘盐，或者在无法选择无碘盐的时候，先将盐放入沸油中，再放入菜来翻炒，增加碘的挥发；可适当增加餐次，保证食物中营养素的摄入和吸收，必要时，需采取低碘饮食。					

何为低碘饮食？根据美国甲状腺学会（ATA）推荐的低碘饮食定义：为每天碘摄入量在50微克以下的饮食。

常见食物的碘含量参考表

种类	食物名称
绿灯区（建议选择）碘含量＜20微克/100克	粳米、小麦粉、小米、荞麦面、红薯、土豆、豆腐皮、绿豆、大豆、赤小豆（红小豆）、番茄、西葫芦、黄瓜、油麦菜、娃娃菜、胡萝卜、豆角、冬瓜、丝瓜、黄豆芽、金针菇、香菇、杏鲍菇、大白菜、鲤鱼、小黄鱼、黑鱼、鲜木耳、瘦牛肉、鸡肉、梨、橙子、冬枣、香蕉、酱油、生抽、老抽、米醋、无碘盐（每天应低于6克）
黄灯区（可在食用无碘盐时适当食用，每天不宜超过50克）20＜碘含量＜50（微克/100克）	龙利鱼、鸡蛋、生鸭蛋、鸡胗、豆腐干、黑米、海参、多宝鱼
红灯区（不建议选择）碘含量＞50微克/100克	虾皮、海藻、苔菜、海带、淡菜、虾米、鲍鱼、干木耳、熟鸭蛋、鹌鹑蛋、番茄酱、鸡精、生姜粉、碘盐、咸菜、含有海产品及所提取物的食物（海鲜及海藻类等零食，如海苔味饼干、海苔卷等；含有海藻胶、卡拉胶、海藻蛋白、海藻酸钠等成分制品）

注：以上表格供需要低碘膳食的患者参考，完整含碘食物表见附录A。

数据来源：杨月欣. 中国食物成分表标准版［M］. 第6版/第一册. 北京：北京大学医学出版社，2018.

一日低碘饮食（无碘盐）食谱推荐

早餐：番茄肉丝荞麦面（番茄150克，瘦猪肉25克，荞麦面100克，植物油5毫升，无碘盐2克）。

加餐：香蕉1根（约100克）。

午餐：软米饭（粳米50克），土豆烧牛肉（胡萝卜20克，土豆100克，瘦牛肉50克），清炒油麦菜（油麦菜100克，植物油15毫升，无碘盐＜3克）。

加餐：核桃10克。

晚餐：馒头（小麦粉 75 克），冬瓜汤（冬瓜 100 克），豆腐皮烧木耳（豆腐皮 30 克，鲜木耳 10 克，植物油 10 毫升，无碘盐＜3 克）。

加餐：苹果 1 个。

TSH	T_3	T_4	FT_3	FT_4
↓	↓	↓	↓	↓
↑	↓	↓	↓	↓
↑	正常	正常	正常	正常
饮食建议	如果是甲状腺半切或部分切除的患者，正常摄入碘即可，每天控制食盐量为 4 克以下为宜；如果处于内陆地区，加碘盐摄入较少的话，可以适量选用一些海产品，如海带和紫菜，尽量少吃或慎选高油脂、胆固醇高的食物，如奶油、动物脑髓、肥肉、鱼卵等。多吃些新鲜的蔬菜和水果。				

碘-131 治疗的饮食须知

碘-131 治疗是临床常用的治疗甲状腺癌的方法，通常被用于分化型甲状腺癌（乳头状癌、滤泡状腺癌）手术后的辅助治疗，可以有效控制甲状腺癌的复发及转移。

碘-131 治疗是甲状腺癌治疗中明确限制患者食物种类的方法，患者在此时被要求忌碘膳食，并且在碘-131 治疗期间，甚至治疗结束后的一段时间内都会严格控制碘的摄入。因此，这一阶段尤其需要一个专业的饮食指导，帮助患者通过合理饮食，提高治疗效果。

治疗前

● 将"无碘"饮食做到极致

为了能够使治疗达到最佳效果，治疗前被要求采用无碘饮食。但食物中的碘含量只是多和少的问题，多的如海带、紫菜，少的如小麦、粳米，目前并没有发现哪种食物中是明确不含碘的，想要一点儿碘都不吃，可以说难！再加上烹饪方式以及调味料的使用，也难免会摄入一些碘。因此，患者的饮食更多的是尽可能低碘摄入。

故在临床上，严禁患者食用高碘食物和加碘盐，以便最大限度上摄入最小量的含碘食物。

● 食忌：这些食物需避免

众所周知，海产品及腌制加工食品中碘及碘盐的含量高，故不应在碘-131治疗期间使用，而且要少食大豆及其制品。因大豆中的皂苷具有促进碘排泄的作用，如在服用碘剂之后，食用过多的大豆及其豆制品，则有可能会干扰治疗，使治疗效果不佳。

碘-131治疗期间不宜选择的常见食物种类：

奶类及其奶制品：羊奶、驼奶、牛奶、奶粉、奶酪、芝士、奶茶、酸奶等。

水产品：海带、紫菜、海苔、海藻、螺旋藻、虾（虾米、虾皮、基围虾）、带鱼、金钱鱼、螃蟹、刺身、甲鱼、草鱼、青鱼、鲈鱼、鳊鱼、淡菜等。

豆类及其制品：黄豆、绿豆、卤水豆腐、豆浆、千张、味噌等。

碘盐加工的食物：泡菜、辣椒酱、豆瓣酱、甜面酱、酱油、鱼露、火腿、咸牛肉、罐装鱼、罐装水果、罐装午餐肉、盐焗坚果等。

其他食物：含牛奶及蛋黄类面包、浓缩蔬果汁、浓缩果浆、奶油蛋糕或其他甜食制品、复合维生素、菠菜、含碘营养补充剂、鸡精粉、蚝油等。

杜绝一切餐馆食物及外卖。

"无碘"饮食要吃多久

中华医学会、美国甲状腺协会、英国甲状腺协会均认为碘-131治疗前的低碘饮食应至少持续1~2周，换句话说，就是患者在接受碘-131治疗前2周（前14天）就得开始实行低碘饮食了。另外，持续时间还取决于所处的地理位置，如沿海地区或者偏好某些含碘较高的食物，则低碘饮食需要持续更长的时间。据此，医生会根据患者的实际情况来定，但一般不少于1周。

可选择食物的推荐：

主食类：粳米、小米、面粉、糯米、玉米、混合粗粮。

蔬果类：冬瓜、韭菜、苦瓜、丝瓜、茄子、番茄、胡萝卜、莴笋、生菜、空心菜、大白菜、洋葱、黄瓜、西葫芦、山药、芹菜、花菜、梨子、橘子、香蕉、菠萝等新鲜的水果、蔬菜都可。

菌类：蘑菇、金针菇、香菇、杏鲍菇、银耳。

调味料：无碘盐、黑胡椒、米醋、植物油。

其他：黑咖啡、茶、白开水、鸡蛋。

肉类：牛肉、猪肉、鸡肉等。

一日无碘食谱推荐

早餐（8：30）：馒头（小麦粉80克，酵母2克），水煮蛋（鸡蛋50克），拍黄瓜（黄瓜100克）。

中餐（12：30）：米饭（粳米50克），凉拌木耳（鲜木耳10克，米醋10毫升，无碘盐适量），西葫芦炒肉片（西葫芦100克，瘦猪肉50克，植物油10毫升，无碘盐适量）。

加餐（16：00）：梨1颗（约100克）。

晚餐（18：30）：小米红薯粥（小米50克，红薯50克），小鸡炖蘑菇（鸡肉80克，蘑菇50克，植物油10毫升，无碘盐适量），炒花菜（花菜100克，植物油适量，无碘盐适量）。

治疗期间

◦ 多饮水，减少辐射影响

治疗期间甚至治疗后的患者，都建议大量饮水。

为什么要多饮水呢？这是因为服用的碘制剂，会进入肠道，被肠道吸收入血液中，但并不是所有喝进去的碘都能被体内的癌细胞或者残留的癌组织吸收。经过研究，大约只有5％的碘才会起到治疗作用，而剩下没用的95％的碘，为了避免长时间在体内潴留，减少治疗时候的辐射剂量，建议患者尽可能地补充水分，促进碘的排出。

可以随时给自己准备一个大的水杯（0.8～1升），服用完碘制剂就可以大量喝水了。不过对于一些患者来说，饮水量过多的话，可能会造成低钠血症；对于高血压患者来说，有可能会导致血压异常，所以，一般建议饮水量在2500～3000毫升即可。

我们时常见到急匆匆地提着两瓶水就来接受治疗的患者。其实，碘-131 治疗时，水的选择也非常有讲究，这恰恰也是常被人们忽略的一个问题。建议患者在接受治疗的过程中以软水为主，如果是选择瓶装水的话，建议以纯净水、饮用水为主；如若使用自来水或矿泉水的话，建议将其彻底地烧开，煮沸饮用最好。

食酸，促进唾液的分泌

碘-131 治疗会影响身体的腮腺和唾液腺，造成分泌液减少、口干、咽干，严重时还会导致分泌功能停止。

所以，为了促进口腔腺体分泌，可以备点橘子、猕猴桃、柠檬、苹果等味道偏酸的水果，或口含话梅、咀嚼口香糖等，都是不错的选择。除此之外，上文中提到的多饮水，也能够很好地改善口干、唾液少的问题。

治疗后

保持安全距离，利己利他

由于碘-131 为开放型放射性核素，患者在接受治疗后体内还存储多余的碘辐射，它会随着时间的推移，通过身体代谢排出体外。但对于刚出院的患者来说，体内的碘辐射量还比较高，这时患者就好比是一个行走的"放射源"。所以，为了避免对身边的家人和朋友造成不必要的辐射影响，一般患者在接受治疗期间，都会被安排到一个病房内隔离；并且在治疗隔离结束后居家或上班时，很长一段时间内都需要和他人保持一定的距离。

在《核医学》教材中，甲状腺疾病的碘-131 治疗中明确提到：女性和男性一个月内禁止夫妻同房，半年内不建议怀孕，并且需要采取安全的避孕措施，此为治疗期的禁忌。

如果选择在家中相对隔离，建议同家人说话时保持 1 米距离，时间尽量在半小时以内，并且保持居家通风，以降低环境中碘的辐射浓度。

独食，有时会更好

虽然目前一些临床研究认为，体内碘辐射含量高峰期发生在治疗后 3～4 天，患者出院时，体内碘辐射含量已经达到安全标准。

但体内的碘辐射一般通过排泄物排出，如粪便、尿液、汗液以及口腔分泌液等，这些都是碘辐射主要的排泄口。因个体、年龄、代谢系统、饮水量的差异，排泄物量也有所不同。

因此，为安全起见，患者出院后在家除了与家人保持一定的距离外，建议患者一个月内避免与他人同食，避免同用碗筷，采取分餐式或者购买一次性碗筷，避免口腔分泌液中的辐射通过碗筷影响家人，预防交叉污染。

根据病情调整饮食

如若接受治疗后出现甲减的情况，可适当放宽一些食物种类，可以在每天的一餐中，适当地添加些加碘盐，一般不宜超过 2 克；但严禁一切水产品（包括淡水类的水产品）；控制脂肪及胆固醇类的食物摄入，如动物油（黄油、猪油、奶油等）、肥肉（猪五花、牛腩、猪皮、猪蹄等）、油炸食品（炸鸡、炸薯条、油条、葱油饼等）、蛋黄、动物脑髓及骨髓以及内脏类的食物；每天的用油量控制在合理范围内，一般不超过 25 毫升为宜；多饮水，促进治疗后体内剩余碘的排出。

接受治疗后可能会出现白细胞低下的问题，这时要尤其注意食物的卫生。要保持食物洁净，降低外源性食物感染。不要吃生食，包括蔬菜沙拉；蔬菜保持新鲜，水果尽量不要带皮吃。

中医学认为，白细胞生于骨髓而入血，因此，可适当吃些滋养肝肾、益精生髓的食物，如山药、桑葚、黑木耳、黑米、黑芝麻、海参、黄芪、党参、灵芝、黄精、枸杞子等食物，不仅有利于升高白细胞，还能提升人体的抗癌力。

内分泌治疗期间的饮食

甲状腺癌的内分泌治疗又称促甲状腺激素抑制治疗（TSH 抑制治疗），目的很简单，就是维持人体的正常甲状腺功能，抑制分化型甲状腺癌（DTC）细胞生长、复发和转移。目前，TSH 抑制治疗可用制剂有左甲状腺素钠（Levothyroxine，$L-T_4$）、碘塞罗宁钠和甲状腺素片。相关指南中建议推荐首选左甲状腺素钠（推荐级别 A），也就是我们常说的"乐乐"——优甲乐，它价格便宜、副作用小、药效稳定，不仅在内分泌治疗期间，手术的患者也会在康复期后的很长一段时间或终身服用，每天服用的剂量需要遵循医嘱，医生也会根据不同情况酌情增减药物的量。

而饮食干预的目的则是为了避免干扰药物的效果，减轻治疗的一些副作用，更利于患者的病情稳定。

服药与进食有讲究

很多患者日常问得最多的问题就是每天服药之后能吃什么食

物，能喝牛奶和豆浆吗，能和钙片一起吃吗等与饮食相关的问题。

三餐分配和食物种类的选择与服药的时间有关，大部分患者的服药时间会在清晨空腹时，即早餐前 30～60 分钟。有研究发现，在服用优甲乐时，如果将其与食物同食，它的吸收率低于空腹状态下服用。简单点说，吃饭和服药一起，可能会引起治疗效果变差。

所以，建议将服药时间固定在早餐前 30～60 分钟或空腹状态下服药。具体的用药剂量因人而异，医生会根据患者的手术切除范围，患者自身生理状况以及促甲状腺激素（TSH）高低来确定，这需遵医嘱来调节。现在也有部分患者会选择在临睡前服用，或晚餐 3 小时后。

在 2017 年版的《成人甲状腺功能减退症诊治指南》中提到，服用优甲乐的时间应与一些食物种类或药物至少间隔 4 小时以上，如大豆及豆制品、牛奶及奶制品（如奶粉、酸奶、驼奶、羊奶、芝士、奶酪等）蛋白质含量高的食物，或浓咖啡及浓茶等，因为这些食物会降低优甲乐在肠道的吸收，影响药效。所以，如果是早晨服药的话，则将这类食物放在中午或者下午食用为宜。

如果患者同时还使用一些维生素补充剂，如维生素 A、B 族维生素、维生素 D、复合多种维生素等；滋补类食物，一些药食同源的食物，如大枣、黄芪、党参、阿胶、龙眼、沙参等；或鸡汤、牛肉、猪骨髓等，则建议间隔 2 小时后再服药。

钙片或钙剂、铁剂、胃黏膜保护剂（如硫糖铝）、抗酸药（如氢氧化铝）等药物，则建议隔开 4 小时以上或者下午或晚上服用。

另外，有些患者在服药期间可能出现容易饿的情况，可以适当加餐，选择一些小面包、饼干或酸奶、水果等。

对于早餐服药的患者，推荐食谱如下，供参考：

早餐（8：30）	菜泥切面（青菜 100 克，面条 80 克） 水煮蛋去蛋黄 1 个（约 50 克） 苹果 1 个（约 150 克）
加餐	核桃 10 克
中餐（12：30）	软米饭（粳米 50 克） 氽牛肉丸子（淀粉 10 克，瘦牛肉 20 克，冬瓜 50 克） 空心菜汤（空心菜 100 克，豆腐 50 克）
加餐	酸奶 150 毫升、香蕉 1 根
晚餐（7：00）	馒头（1～2 个） 蘑菇炒青菜（青菜 100 克，蘑菇 4～5 朵） 番茄汤（番茄 1 个）
食谱要点	（1）加餐可根据患者实际情况而定，可选择不添加。 （2）每天用油量不超过 25 毫升，以橄榄油、菜油为首选。 （3）每天用盐不超过 6 克。如海产品摄入不多，可适当摄入碘盐。

服用优甲乐的常见生活问题

优甲乐是甲状腺癌患者内分泌治疗期间常用的药物，每天只需口服一次即可稳定甲状腺激素水平。但临床上有不少患者咨询关于服药上的一些问题，如需要将优甲乐放进冰箱存放吗？今天漏服了一片，明天可以多吃一片补回来吗？明天要做复查了，抽血之前要不要吃优甲乐？……诸如此类的服药问题，我们结合药物特性、相关国内外文献，在此做一些探讨。不过，具体服药情况因人而异，临床上需遵医嘱执行。

优甲乐需要冷藏吗？相关研究明确说明温度、湿度、光照对优甲乐具有影响，如果保管储存不当，影响程度非常大，几乎是 100％，非常容易失效。尤其对于一些每天开车上班的朋友，可能为了方便，习惯性将药物放在密闭的车内，夏天一旦阳光直晒，车内温度过高，不宜储存，药物很容易失效。而且，在药物说明书上明确建议存放温度在 25℃ 以下。所以，如果在夏天温度过高时，有必要将优甲乐放入冰箱内存放。

有的患者会将一整盒的药全都拆开，放入药盒里，觉得这样可以少占空间，方便携带。但优甲乐易受空气湿度的影响，尤其是南方的梅雨季节，药物很容易受潮变软，一旦受潮后，它的药效就会大打折扣，甚至丧失。因此，不建议将药物从包装中拆开存放。另外，如果一次只需服用半片，建议在干燥、适宜的环境下保存剩下的半片，如果药物出现上述潮湿变软的现象，则不宜再服用。

至于患者顾虑的今天漏服了一片，明天是否需要多吃一片补回来的问题，因为甲状腺激素进入体内后在人体有一定的储存，如果患者病情比较稳定，不会因为漏服一次而造成不良后果。因此，偶尔漏服一次，不用过度担心，只需要其他时间正常服用就可以了。而且，如果一次服用 2 天的剂量，可能还会有心慌、怕热、多汗等不适症状。如果患者担心自己漏服或记性差，可以选择定个闹铃或者让家人提醒等方法，帮助准时服药。

因为甲状腺疾病患者需定期验血，监测相关指标，临床上也有一些患者在抽血前会纠结到底该不该服用优甲乐？研究发现，血清游离甲状腺素（FT_4）水平在服用优甲乐后 1 小时高于基线水平，并在服药后 5 小时达高峰。因此，为避免血液检查结果受到药物影响，建议抽血后再服用优甲乐。

选择低胆固醇、优质蛋白质食物

脂肪及其胆固醇过高的食物会影响着体内激素水平的变化，并且脂肪过多的食物会刺激胃酸分泌过多，容易使药物的吸收率下降，导致治疗效果欠佳。

故应避免选择高油、高胆固醇的食物，如动物内脏（猪腰、猪脾、猪肝等）、动物脑髓（猪脑、羊脑等）、煎炸类食物（炸鸡、炸带鱼、炸猪排等）、猪蹄等。尽量多选择一些植物性的食物，如谷薯（玉米、小麦、燕麦、藜麦、红薯等）、绿叶蔬菜等。

因为服药期间激素水平的变化，对身体的消耗会比较快，所以，容易出现能量摄入不足，适当地补充优质蛋白质，不仅能够提供能量，维持身体正常的营养需求，还有利于促进提高酶的代谢，促进药物更好地吸收。不过需要注意的是，尽量每日保持 2/3 的优质植物蛋白质，如大豆及其制品（豆浆、杂豆粥、豆花、豆汁、豆腐、豆干等）和 1/3 的优质动物蛋白质（瘦猪肉、瘦牛肉、鸡蛋白、低脂酸奶等），两种蛋白质相互搭配，但需要注意的是鱼肉类制品不建议治疗期间食用。

富钙食物加一点

虽然药物剂量把控适当的话，一般都没有什么副作用。但在众多临床研究中发现，通过内分泌治疗后的患者，可能对骨骼产生不利影响，其中包括降低骨密度、出现骨质疏松症、增加骨折风险等，并且研究人员发现，这种现象在绝经后女性与老年男性人群中尤为明显。不仅如此,在近些年来的研究中发现,促甲状腺激素(TSH)对骨骼具有直接调控作用,患者经过抑制治疗后,体内 TSH 的激素水平降低,将会导致骨质吸收增加,骨质形成下降,加重骨丢失。

所以,对于接受 TSH 抑制治疗的患者,为了避免骨质丢失过多,影响骨健康,建议适当增加含钙丰富的食物,如牛奶、大豆及其豆制品、油菜、芝麻、黑木耳、葡萄干、核桃、南瓜子、花生等。

补钙新选择——植物奶。近些年植物奶的盛行,也是一种不错的补钙方法,植物奶一般都不含碘,它没有乳制品制作过程(在牛饲料中添加碘或使用碘基清洁剂予消毒乳房)中导致一些碘渗入奶中的情况,并且富含钙;最重要的是植物奶的脂肪含量相对于动物奶来说较低,如杏仁奶、燕麦奶、大豆奶、核桃奶等,不过含钙量也比牛奶略低,但对于乳糖不耐受、酪蛋白过敏、肥胖或特殊素食的患者来说,是一种非常好的替代食物。

但是,平时在植物奶的购买上,要仔细了解配料表上的成分,避免选择添加食盐或过多的添加剂的产品,相对来说选择成分越简单的越好。当然也可以几种食材一起搭配,提高植物奶中钙的含量,自己 DIY 制作出一杯高钙植物奶就更加健康了。下面推荐几款居家方便制作的自制植物奶,供参考。

◆ **杏仁核桃奶**

食材:新鲜核桃 3 个,杏仁 10 克。

制法:新鲜核桃去壳,取出核桃仁;将核桃仁、杏仁一起放入豆浆机中,加入 250～300 毫升水,搅打后,滤渣饮用。

如果使用破壁机，尝起来没有渣渣硌牙的感觉，则可以省略过滤的步骤。

◆ **芝麻花生豆奶**

食材：熟芝麻 5 克，熟花生 10 克，大豆 20 克。

制法：将三者一起放入豆浆机中，加入 250～300 毫升水，搅打后，滤渣饮用。

食物中钙的吸收往往和摄入量不成正比，如何提高食物中钙的吸收率，很大一部分原因来自烹饪和吃法。

人的身体很奇妙，我们发现，当摄入的钙偏低时，身体对钙的吸收率就会增加；反之，当钙摄入太多时，则又会降低吸收率。所以，可将一天的含钙食物分配到三餐或加餐中，少量多次地每天补充，则会让食物中钙的吸收率更高。

同时，我们尽量避免与富含草酸或植酸的食物（菠菜、苋菜、竹笋、菠萝、茶）一起烹饪，可将两者分开；也可多到户外晒晒太阳，加强活动，促进活性维生素 D_3 的合成，增强食物中的钙吸收。

选对调味品

生活中，甲状腺癌患者在调味品的选择上往往比较谨慎，因为很多患者认为盐、酱油等调味料里都含有盐分，也可能会增加碘的摄入。但其实只要选对，也没有太多禁忌。

（1）盐：咸味是食物烹饪中最基本的味道，食盐的主要成分是氯化钠。从营养角度上来看，市面上的盐可分为无碘盐、加碘盐、加锌盐、加硒盐等。其中加碘盐与无碘盐是甲状腺癌患者日常饮食中最为头疼的问题。但患者只需要记住一点，除了特殊时期强制要求无碘或者忌碘饮食外，其他时候都可正常摄入碘盐。

同时，建议甲状腺癌患者尽量选择精制优级盐，谨慎选择矿物质盐。

除了种类的选择外，还要控制盐的摄入量。2022年4月新版的《中国居民膳食指南（2022）》建议，成年人每天摄入食盐不超过5克，但实际生活中人们食盐量却远高于这个数字。对于甲状腺癌患者来说，我们要求患者严格控制盐在5克以内，一些医生的临床经验提示，患者要摄入更少的盐，因为这样做的结果绝对是利大于弊。

所以，患者家里不妨准备一个控盐勺，一来可以清楚自己每天的食盐量，二来也不会超出食用范围。在平时烹饪时，可以加点醋调味，增强咸味，降低食盐的用量，这对于有高血压或心血管疾病的甲状腺癌患者，也有很好的帮助作用，可以减少患者钠的摄入。

（2）酱油：以小麦、大豆及其制品为主要原料，经过发酵酿制而成。原料中蛋白质经过微生物及酶的作用下生成氨基酸、多肽，故相对于食盐来说，酱油含有部分的蛋白质。

一般我们常见的酱油有两种，酿造酱油和配制酱油。建议内分泌治疗时期或甲状腺癌患者首选酿造酱油，因为根据生产行业标准来看，酿造酱油一般除了添加食盐发酵外，不会再额外添加其他添加剂、着色剂、防腐剂等成分，更加的纯天然。

另外，建议选择"无盐""低盐""低钠"型酱油；最后观察瓶身上的配料表，成分越简单相对越健康。

建议谨慎选择鱼露、极鲜酱油、虾子酱油等，或与酱油相类似的调味品，如蚝油，也需少用。

服中药期间的饮食

生冷食物一直以来是服中药期间一大忌，此类食物多寒凉，容易造成气滞血凝，气血运行不畅，容易引起复发。如苦瓜、冬瓜、冰水、冰淇淋、金银花、荷叶、薄荷、田螺、柿子、竹叶、生鱼片、绿豆等食物不宜多食。

如在服用黄芪、党参、人参、西洋参、红景天、甘草等中药材时，不宜与破气、降气的食物同食，如生白萝卜、青皮、枳实、大葱、洋葱、蒜、茴香、柿子、柿蒂等。

不宜食用辛辣、油腻、温热之物，如火锅、芥末、辣椒、葱、大蒜、韭菜、生姜、酒、花椒、胡椒、桂皮、八角、小茴香、狗肉、羊肉、炸鸡、蛋糕、胡桃、荔枝、阿胶等。

综合措施，助力康复

何裕民教授通过长期的理论和临床实践，在肿瘤治疗中提出了"医、药、知、心、食、体、社、环"八字方针，打组合拳防控癌症，包括甲状腺癌，临床疗效颇佳。

康复期饮食

甲状腺癌患者因预后生存期高，所以良好的饮食习惯将有助于患者更好地康复，使得患者在预防复发转移的抗癌路上，事半功倍。

● 规律就餐，合理安排好服药时间

养成规律的进餐习惯无论是对于身体、生活或者工作都有很好的帮助，通常指正常的早餐、午餐、晚餐。对于老年（年龄 65 岁以上）或营养不良的患者来说，进餐的次数可以三餐两点或三餐三点制。

因为大部分甲状腺癌患者需要终身服用甲状腺激素药物，而且一般建议服药时间在清晨空腹时，早餐前 30～60 分钟。但时下很多年轻的患者由于工作时间的限制、起床晚或送子女上学等原因，无法做到早饭前半小时服药，以至于早餐吃太晚，午餐吃不下，两餐并一餐。这种做法非常不利于康复，会增加身体对饥饿信号的灵敏度，食欲增加，以至于晚餐或者加餐时过量摄入食物，导致体重增加，出现身体代谢异常，降低胰岛素的敏感性，而且有可能会引起血液胆固醇的升高。

建议尽可能地规定三餐具体时间，患者需根据自己的实际情况，规定一个具体就餐时间。如早餐一般安排在 6:30—8:30，进餐时间尽量保持在 15～20 分钟为宜，不宜时间过长；午餐 11:30—13:30 为佳，晚餐则在 18:00—20:00 最为合适，临睡前 3 小时内不宜再次进餐。

● 食材新鲜，合理加工与烹调

过期变质的食物和不恰当的加工、烹调方式会导致食物产生致癌或致突变物，这一点在本书相关章节中有具体阐述。如食用明火或炭火炙烤的烤鱼或烤肉会产生杂环胺类致癌物；柴炉加工的叉烧肉或腌制食物（腌黄瓜、腌白菜、咸肉、腊肠等）含有较多的亚硝酸盐等，都是可能造成癌症复发的危险

因素。

所以，应注意食材的新鲜，防止食物发生霉变、变质；粮谷及豆类食物应避光、防潮、密封保存；在采用熏制或烘烤时要避免食物直接接触到炭火或者熏烟；烹调温度不宜过高，避免造成食物烧焦；尽量采用蒸、煮、煨、凉拌等方式。

● 少食加工肉及腌制类食品

加工肉类和腌制品含有较多的盐，摄入过多会增加癌症的风险；而且如果是使用碘盐加工，会增加碘的摄入，影响碘在身体中的代谢；并且较高钠的摄入还会诱发心脑血管疾病以及水肿的发生。所以，康复期患者应该少食或者不食加工肉及腌制类食品，如热狗、火腿、香肠、培根、咸肉、熏肉、腊肠、酱肉、卤肉、午餐肉、风干牛肉、咸鸭蛋、酸菜、泡菜、腌萝卜、腌豇豆等。

那是不是腌制类一点都不能食用呢？临床中对于病中、病后，脾胃虚弱，进食不香的甲状腺癌患者，豆腐乳或者少许榨菜、酱菜配粥食，开胃醒脾，能助胃气，使消化功能早日恢复，只要不是偏好嗜食，少量食用，调剂下胃口，都没有问题。

● 不建议食用辛辣刺激性食物

几乎针对所有癌肿，营养学上都建议不宜食用辛辣刺激性食物，甲状腺癌患者也是如此。

主要有两方面原因：一是破坏肠胃环境，长期食用辛辣刺激类食物容易造成脾胃运化功能失常，肠胃积热，体内气血和津液运行不畅，加重病情；二是过多进食辛辣刺激性食物，容易造成代谢过于旺盛，出现心跳加快、心慌、出汗过多或食欲异常的情况，进而有可能会发展为甲亢。

因此，甲状腺癌患者不建议食用辛辣油腻刺激的食物，以清淡饮食为宜。常见食物包括辣椒、芥末、胡椒、花椒、茴香及所有酒类等。

● 适当增加利于甲状腺癌康复的食物

如香菇、蘑菇、木耳、银耳、茶树菇、云芝、猴头菇、杏鲍菇、平菇等食用菌菇类食物，这类食物中最具有抗癌力的成分是菌菇类多糖，如香菇中的香菇多糖、蘑菇中的蘑菇多糖、猴头菇中的猴头菇多糖和 β - 葡聚糖、杏鲍菇中的 β - 葡聚糖等。这些多糖类物质具有很强的免疫活性，能够增加我们人体免疫细胞的数量，提高机体的抗癌力，对术后感染、炎症都具有很好的抑制作用，还能够辅助抑制癌症的复发和转移。

不仅如此，这些菌菇类食物还含有丰富的矿物质，其中钙和铁含量较为丰富，且新鲜菌菇类（非干制品）含碘量较低，属于低碘食物，对患者内分泌影响不大，适合于需低碘饮食的甲状腺癌患者。

另外，还可适当食用一些药食两用的食物，如茯苓、桑葚、薏苡仁、山慈姑、灰树花、金银花等。其中，茯苓除了具有利水渗湿的作用，茯苓多糖还可以有效地调控体内免疫系统，促进免疫细胞的增殖；山慈姑、金银花具有清热解毒的作用，有利于缓解康复期时常出现的咽喉干痒、疼痛的问题；更值得关注的是灰树花，它既是食用菌菇，又属于中药，研究显示，将杏鲍菇、猴头菇和灰树花 3 种富含 β - 葡聚糖的食用菌多糖混合物用于大鼠中，能够显著地抑制大鼠肿瘤相关蛋白酶的活性，抑制癌症，预防癌症复发。

心理调护：养身必先养心

● 不良情绪对甲状腺的影响

我们发现，焦虑、紧张、烦躁等负面情绪与甲状腺疾病的发生存在着紧密联系。如果长期处于焦虑、抑郁、高压状态或者突然受到巨大的精神刺激，内分泌平衡被打破，引发甲状腺激素分泌异常，造成甲状腺结节，甚至甲状腺癌。一般而言，女性比男性更加敏感、脆弱，更容易出现情绪波动，这也许就是甲状腺癌的女性发病率远高于男性的原因之一。对此，本书第二部分中已详细阐述了情绪、个性对甲状腺癌患病率的影响，在此不再赘述。

甲状腺癌属于一种治疗后愈后较好、生存率高的癌种，所以，相对于其他癌症来说，患者自己及周边的人常会回归到以往的正常生活，但患者也往往无法找到自己的定位，在"我是病人吗"及"我的功能健全，但我是一个癌症病人"的状态中摇摆。有的患者始终认为自己是癌症患者，由于对疾病的恐惧、对肿瘤复发和转移的焦虑，因此，常常处于不安、悲伤的状态。

但不良情绪对甲状腺癌的影响很大，甚至因不良情绪影响治疗。如有患者因手术前严重的焦虑、惶恐等负面情绪，导致生理上不良应激，增加交感肾上腺素的兴奋，肾血管紧张过度，使血压、心率在短时间迅速飙升且无法正常下降，最后迫于无奈只能手术延期；有趣的是，当患者得知手术延期后，血压和心率又渐渐恢复正常。这就是病情—严重的不良情绪—生理上的改变—病情，如此形成的闭环式情绪影响，在临床上较多见。

● 缓解不良情绪的方式

受限于社会大众对癌症的固有认识，患者在得知患癌后，心理上一下子被打垮了，认为癌症等于死亡，加上畏惧手术的创伤和化疗副作用带来的痛苦。所以，有些患者失去了治疗的信心，陷入痛苦、悲观和绝望的境地。这种时候，医生可以向患者讲解疾病的相关知识，分享一些正能量的病例，消除患者的恐惧心理。

小赵，作为一名刚毕业在上海打拼的女生，2020 年被诊断出右侧多发性甲状腺癌，建议手术半切，25 岁的她不明白为什么会患上这个癌，而医生也很难说出绝对的原因，只能说长期心情抑郁、长期压力、饮食不合理等都是得此病的原因。当我们第一次见到她时，脖子上的瘢痕依稀可见，情绪上、说话时都透露着些许的萎靡。

我们没有立即给她开具具体的饮食干预方案，而是给了她食物的宜忌以及一些烹饪方法，鼓励她自己动手做些菜，试着拍下好看的照片，分享出去；建议她平时可以约闺蜜逛逛街，努力地帮助她调整心态。

直到今日，每天都能看到她朋友圈发出的精美的美食图片，分享的内容也越来越积极乐观。就在今年春节后再次见到她的时候，整个人的精神状态和之前大不相同，让我们由衷地感到欣慰。

所以，千万不要低估情绪对甲状腺病情的影响，正视自己的不良情绪，及时地疏导和进行调整，相信康复效果会更好。

不可忽视运动的作用

甲状腺癌患者的康复，与积极的治疗、合理的饮食、科学的运动和良好的心理密切相关。

我们发现，很多甲状腺癌患者都有很强的运动意愿，根据调查显示，即使对于寿命仅剩不到一年的晚期癌症扩散的患者，仍然有74%的患者想要去进行运动。

但也有一些患者碍于对病情复发的恐惧，不敢去运动。众多的国内外研究证明，运动不仅能够抗癌，还能提高癌症的生存率。体能锻炼对甲状腺癌患者是有益的，然而癌症患者又有着一些不同于常人之处，故进行体能锻炼时，应注意以下要点。

（1）循序渐进原则：癌症患者体能较差，但较之常人，大多有着急迫的康复需求，常会表现出过于急迫，而不讲究循序渐进的冒进性，常有害无益。须知体能康复是个缓慢的过程，欲速则不达；不仅不达，可能反会因过分消耗体力而不利于康复。

（2）适度原则：癌症患者的体能锻炼，必须讲究适度，每次运动后，只能以微微出汗，自感舒适，不太疲劳为度。"人欲小劳，但不可大疲"，就是古训。我们遇到一些较年轻的患者，拼命锻炼，每次大汗淋漓，结果并发气胸，病情恶化而不救，或大汗虚脱后全身情况转差。因此，宁可慢些，不可过度，不可疲劳，此为关键。

（3）寻求指导：体能锻炼，特别是心身锻炼，有一定操作技巧，锻炼不当，可能"走火入魔"，效果适得其反。甲状腺癌患者女性较多，多半为急性子、焦虑，故不宜做过多激烈或强度高的运动，应以轻缓、柔和的方式，如瑜伽、太极拳、慢步、跳舞等。每次运动时间在 0.5～1 小时，每周可活动 3～4 次。

另外，甲状腺癌患者可进行肩颈部运动（术后 1～2 周后即可）。术后的患者很多都有颈肩部位的活动受限，这与术后伤口瘢痕挛缩有一定的关系，再加上术后患者会习惯性地保持低头耸肩的姿势，也会使肌肉萎缩和关节僵硬。患者可先来回耸肩交替做 1～2 分钟，然后肩关节做 360 度左右旋转约 1 分钟，最后双手握拳屈肘 90°做扩胸运动 1～2 分钟。每天可以多做几组，有利于缓解肩颈部不适的症状。

多管齐下，发挥作用

做个"聪明"的家属，成为患者康复路上的"神助攻"是很关键的。我们临床发现，同样患了肿瘤，家属思路清晰、心态积极，加之夫妻恩爱，每次就诊时，夫妇一起随诊；或子女孝顺，每次陪同就诊的老年患者；或社会交往比较广泛，有三五好友，经常聊天，组局活动的患者，其治疗或康复效果明显较好。

听音乐是一种很好的心理疗法，作用不容小觑。遇到自己喜欢听的歌曲，患者不妨试着跟唱几句，不失为一种好方法。

女性往往喜欢倾诉，爱唠叨，这其实是渲泄、排除心中郁闷的一种方式。可以和好朋友多交流，一起轻轻松松地聊聊天，放松身心，对健康非常有益。

很多时候患者因接受治疗，直接或间接地被要求减少说话次数，加之声音的改变，这时患者心理上的焦虑不比身体上的痛苦少。建议患者可以多听听病友们的分享，看看娱乐节目，也可走出病房，晒晒太阳，可以帮助激发积极心理，使其保持乐观心态。

饮食上尽量少食用糖分过高的饮料或者点心，这类食物会消耗人们体内的 B 族维生素，尤其是维生素 B_6。维生素 B_6 能维持神经稳定性、消除焦虑，如果与维生素 B_1、维生素 B_2 相互作用，可在脑中合成血清素（serotonin），有助于体内色氨酸（tryptophan）转换成褪黑素，还有利于失眠或多梦的患者。

另外，学会让自己忙起来，给自己找些有趣的事情来做。可以选择跳舞、烹饪、书法、绘画、旅游、打牌等方法，来分散注意力，缓解自己的不良情绪。

> 曹女士原本是营业员，脾气急，易暴躁，2004 年患了甲状腺髓样癌晚期，肺转移，中西医治疗后基本控制住了。闲暇在家，好发脾气。听从何裕民教授建议，知晓发脾气十分不利于癌症康复，学其他又不会，遂开始学刺绣，学得很好，并迷上了刺绣，一有闲暇就练习刺绣，脾气也大为改观，心身俱佳。她还送了一幅给何裕民教授，绣的是一个大大的、倒过来的"福"字。

> 由此可见，根据何裕民教授的建议，甲状腺癌患者别焦虑，放轻松，合理饮食，适当地运动，平时做一些自己喜欢的事，打理好自己的生活，康复效果会更好。

七

甲状腺癌的饮食误区

临床中，很多患者饮食上有误区，坊间各种饮食传闻也是满天飞，让患者无所适从。如海产品都是富碘食物，十字花科的蔬菜不能吃，有了结节就不能吃含碘的食物……在此，做一澄清，以正视听！

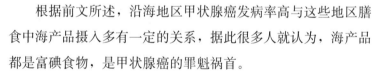

海产品都是富碘食物吗

根据前文所述，沿海地区甲状腺癌发病率高与这些地区膳食中海产品摄入多有一定的关系，据此很多人就认为，海产品都是富碘食物，是甲状腺癌的罪魁祸首。

其实不然！

所谓海产品是指海洋中可供食用或使用的产品，范围非常广泛，大多指的是海生动物和海生植物，如常见的大黄鱼、带鱼、鸦片鱼、多宝鱼、海鳝鱼、海鲶鱼、沙鱼、三文鱼、沙丁鱼、刀鱼、金枪鱼等鱼类；大海螺、海蛎壳、赤贝、北极贝、象拔蚌、香螺等贝类；龙虾、基围虾、大海虾、竹节虾、小河虾等虾类；发菜、紫菜、海带、海白菜、裙带菜等海藻类；以及大蛤肉、蛎肉、扇贝肉、鲜海蜇、鲨鱼肚等。

而这些海产品并不都是富碘食物。其中，海带、苔菜、紫菜属于海产品中碘含量非常高的食物，尤其是海带，每100克含碘量高达36 240微克，是紫菜的13倍，几乎是一些陆生植物的万倍。而牡蛎、鲍鱼和淡菜的含碘量虽然较高（分别是66微克/100克、102微克/100克、346微克/100克），却比番茄酱含碘量低（527微克/100克）。至于海鱼类，含碘量和我们常吃的食物差别不大，有些海鱼类或许含碘量比陆生植物略高，但有些甚至还要更低。如海鳗的含碘量与小白菜接近，带鱼的含碘量比一些陆生植物如核桃、开心果都低。大家常吃的基围虾的含碘量也比鸡蛋低。

总体说来，海带、紫菜含碘量非常高，贝壳类含碘量也不低，而一些海鱼和虾蟹类含碘量比一般食物略高，有的几乎差不多或更低。可见，海产品含碘量多少也有差异，不能一概而论（具体食物含碘量可参阅附录A）。

因受坊间传闻"海产品都是富碘食物"的影响，临床中有的患者因为担心海产品含碘量高，饮食上十分谨慎，不管病情如何，有的甚至完全不吃任何海产品，殊不知，这样反而会对健康造成影响。

何裕民教授有位青岛的甲状腺癌的患者，年过七十，手术后来何裕民教授处面诊时，谈及自身情况，心情十分紧张，很是担心以后会复发。日常饮食也非常小心，严格要求自己不食用任何海产品，包括鱼、虾。然而在最近一次的复查中发现肌酐及白蛋白都低于正常水平，且患者平素自感乏力、懒言、畏寒，时有心慌的症状。何裕民教授对患者说，海产品富含蛋白质、维生素和矿物质，营养价值很高。像你这样完全拒绝食用海产品，饮食又这么谨慎，最终导致了营养不良。

　　临床中类似这样的患者很多，患甲状腺癌后，这也不敢吃、那也不敢吃，尤其是海产品，很多患者将其列为头号禁忌食物，其实大可不必。当然，这也与社会上对海产品含碘量多少的宣传不够，使得大众有一些认识误区有关。

　　因此，海产品并不都是富碘食物，即使有些海产品含碘量较高，也不是甲状腺癌患者都不能吃。需根据自己的病情和治疗情况，科学对待，而不是一棍子打死，完全否定。

加碘盐，营养盐，种类繁多，该怎么选

　　在吃不吃加碘盐让许多人纠结不已的时候，人们悄然发现，许多所谓的"营养盐"又摆上了货架：低钠盐、加硒盐、加钙盐……令人眼花缭乱。固然我们有着"选择权"，可是，怎么选呢？

　　其实，不同种类的食盐含有的氯化钠含量各不相同，如人们常食用的小包精制盐中氯化钠含量一般为 94%～97%，这一类属于盐井矿盐；市场上还有海湖盐，这类盐氯化钠含量略低，为 90%～95%；目前兴起的低钠盐，其中氯化钠的含量低至 60%～75%，还含有 15%～30% 的氯化钾。如果用低钠盐来代替同样质量的普通盐，那么降低钠摄入量的作用就会很

明显。不过，我们所需要的"咸味"要由钠产生，所以，同样质量的低钠盐产生的咸度将会不如普通盐。总的来说，在实现相同咸度的前提下，低钠盐可能会对降低钠的摄入有一定帮助。

食盐加硒跟加碘的情况有很大的类似之处。硒是硒蛋白的组成元素，能保护细胞免受自由基的攻击，对心脏健康和免疫力增加有重要意义。流行病学调查发现，硒缺乏与克山病密切相关，而补充硒可以降低克山病的发生率。食物中的硒主要跟土壤和水源有关，我国许多地区的饮食中硒含量比较低。比如某些克山病高发地区的每天平均摄入量只有19微克，而中国营养学会推荐的成人每天硒摄入量是60微克。而每克加硒盐中含有15微克亚硒酸钠，相当于6.8微克硒，按照中国人每天吃盐6～10克计算，加硒盐可以提供40～70微克的硒。对于低硒地区，食用这样的加硒盐是有必要的，而且是安全的。

加钙盐基本上只是一个炒作噱头。人体对钙的需求量比较高，中国营养学会推荐成人每天摄入800毫克。而根据加钙盐中的含钙量（0.25％～0.55％），人们从加钙盐中获得的钙只有几十毫克。这对于满足人体的钙需求来说，基本上可以忽略不计。

所以，人体需不需要额外补充营养素，跟每个人的具体食谱有关。是否缺硒、缺钙很难简单地进行"自我诊断"。如果盲目跟风补充，未必有益健康，甚至还可能有害。

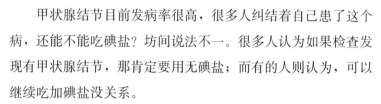

有了结节真的就一点碘都吃不得吗

甲状腺结节目前发病率很高，很多人纠结着自己患了这个病，还能不能吃碘盐？坊间说法不一。很多人认为如果检查发现有甲状腺结节，那肯定要用无碘盐；而有的人则认为，可以继续吃加碘盐没关系。

其实，对于患有甲状腺结节，到底是否需要补碘，是吃无碘盐还是加碘盐，需要根据患者的实际情况及兼并发症综合考虑。

如果患者是一般的良性甲状腺结节，并且甲状腺功能正常，可以正常饮食，只需注意不要长期、大量进食海带、紫菜等高碘食物即可。

如甲状腺结节合并甲亢，则需严格限碘，建议患者在烹调时选择无碘盐。因腌制食品里含有大量的碘盐，因此，最好不吃腌制食品。此外，还要避免食用高碘食物，如海带、紫菜、裙带菜、赤贝、淡菜等海产品。

若甲状腺结节合并桥本甲状腺炎，我们建议低碘饮食，平时可以吃无碘盐。同样不宜食用海带、紫菜等高碘食物，可以吃点海鱼等含碘相对不高的海产品。

对于甲状腺结节合并甲减的患者，需区别对待。如果因单纯缺碘引起的甲减，需要适当增加碘的摄入；而如果由于桥本甲状腺炎引起的甲减，需要限制碘的摄入。因为过量碘的摄入会升高甲状腺过氧化物酶抗体（TPOAb）和抗甲状腺球蛋白抗体（TGAb），从而加重桥本甲状腺炎。此外，甲减患者还要注意补充足量的优质蛋白及铁，保证鸡蛋、牛奶、豆制品等的摄入；同时要少吃高脂肪、高胆固醇食品，以免引起脂代谢异常。

如果甲状腺结节合并单纯性甲状腺肿，可以适量补碘，可食用加碘盐以及含碘丰富的食物（如海带、紫菜类富碘的海产品）。

何裕民教授临床诊治了诸多的甲状腺结节患者，这其中不乏因饮食不当而出问题的患者。

有位女性患者，23岁，准备出国留学，出国前体检时发现了甲状腺结节，超声显示：甲状腺左侧叶中部实性结节9.5毫米×6.8毫米。当时外院给出的建议是手术切除，术后可能需要吃药。患者考虑到可能会影响出国行程，并没有采纳，遂来何裕民教授门诊求诊。何裕民教授予以中药丸剂治疗2个月后，患者便进行了复查，复查结果显示：甲状腺左侧中极结节大小约为7.3毫米×4.1毫米×3.8毫米，相较之前的大小缩小了2毫米，而且甲状腺肿大的情况也有所好转。此外，家属代诉其近期有出现记忆力下降、情志焦虑、月经失调、神疲乏力、脱发的症状，这考虑到可能是患者的学业压力的问题，后何裕民教授又仔细询问患者家属后得知，患者出国后再也没有吃过任何含碘的食物。何教授通过患者家属告知患者，还是需要适量食用含碘的食物，如鱼、虾、鸡蛋等，长期不吃蛋白质含量丰富的食物，容易引起诸如上述的一系列症状。患者非常积极地配合调整，年底回国复诊时，一般状况很好。

因此，并不是患有甲状腺结节就完全不能补碘，需要具体问题具体分析，方能既享受了美味，又对健康没有影响。

十字花科的食物会引起甲状腺肿大吗

生活中，除了对上述海产品都是富碘食物、有甲状腺结节就不能补碘等疑问外，关于十字花科的食物会引起甲状腺癌的说法，也引起了人们的关注。民间一直有这样的说法：西蓝花、萝卜、卷心菜等十字花科的蔬菜属于致甲状腺肿物质（干扰甲状腺激素正常合成，而产生甲状腺肿的物质），富含硫苷，在一定条件下，硫苷会水解生成异硫氰酸盐，而异硫氰酸盐会阻碍膳食中碘的吸收与利用，影响甲状腺前体物质和抑制甲状腺激素的分泌，进而会诱发甲状腺肿大。由此，很多人连花菜、萝卜也不敢吃了。

关于此说法，笔者不敢苟同。

首先，人们常吃的卷心菜、西蓝花、花椰菜、萝卜、水芹、白菜等蔬菜以及芥末等调料都属于十字花科蔬菜，含有一定量的硫苷。蔬菜中的硫苷含量为 10～250 毫克/100 克，与种植条件和地理位置有关。

有资料显示，除非短时间内大量食用十字花科食物（相当于每天要 500～1000 克西蓝花或萝卜或卷心菜等），才可能引起体内异硫氰酸盐含量增高。而当摄入硫苷数量不足（实际上，人们很难每天摄入 500～1000 克西蓝花或萝卜或卷心菜等）或者硫苷无法顺利转化为异硫氰酸盐时，则无须担心硫苷会过量危害到甲状腺。

如有研究显示煮熟或烫过的西蓝花等十字花科蔬菜可大大降低甲状腺肿大的风险。这是因为硫苷水解为异硫氰酸盐必须要有硫苷酸酶的参与，而烹调加热会使蔬菜中大部分的硫苷酸酶失活，因此，仅有 10％～20％ 的硫苷会通过肠道细菌转化为异硫氰酸盐。

其次，有研究显示，十字花科蔬菜在动物研究中有可能导致甲状腺肿瘤，但在人群中无法证实。

因此，只要没有每天连续、大量、生食西蓝花、萝卜等十字花科蔬菜，就没必要担心会引起甲状腺肿大。而按照中国营养学会 2022 年最新版《中国居民膳食指南》建议，餐餐有蔬菜，并且保证每天食用新鲜蔬菜 300～500 克，且深色蔬菜应占 1/2。如按照此建议摄入蔬菜，相信不会出现十字花科蔬菜食用过多的问题。

另外，很多研究表明，十字花科蔬菜富含多种抗氧化成分和植物化学物，是非常好的防癌、抗癌食物，其所含有的硫苷是目前少数的可以通过膳食摄入就能有效预防癌症的化学物质，如果放弃不吃，实在是可惜。

因此，无需纠结十字花科食物到底能不能吃，按正常食用将对健康有益无害。

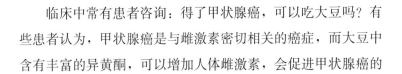

得了甲状腺癌还能吃大豆吗

临床中常有患者咨询：得了甲状腺癌，可以吃大豆吗？有些患者认为，甲状腺癌是与雌激素密切相关的癌症，而大豆中含有丰富的异黄酮，可以增加人体雌激素，会促进甲状腺癌的发生。

我国传统饮食讲究"五谷宜为养，失豆则不良"，大豆是我国古人早期驯化的特产，也是主要的油料作物之一，因其营养丰富，故有"豆中之王"的美誉。大豆是素食中公认的最好的蛋白质来源，蛋白质含量高达35%～40%，比常食的动物性蛋白质如鸡肉、鸡蛋、牛肉等蛋白质含量高。因此，中国古贤驯化了野生大豆，被认为是对人类进步的一大贡献。

近年来，大量的流行病学研究表明，食用大豆或大豆活性成分可以降低癌症的发病率。东亚人的大豆食用量高于西方人，而乳腺癌、前列腺癌、结肠癌、直肠癌和胃癌等的发病率却低于西方人。

很多甲状腺癌患者不敢食用大豆，认为大豆中含有的异黄酮，可以增加人体雌激素，而雌激素增加会促进甲状腺癌的发生发展。其实，大豆中含有丰富的异黄酮，异黄酮具有雌激素样作用。但它只是与体内雌激素有相似结构，能够与雌激素受体结合，表现为"类雌激素"活性和抗雌激素活性。但与合成激素是完全不同的物质，并无合成激素的副作用。目前也没有研究证实食用大豆会促进甲状腺癌的发生和发展。

当然，对于服用内分泌治疗药物的甲状腺癌患者，建议间隔4小时再食用大豆，以免影响药效。

建议每天食用25克大豆，或者100克豆腐，或者500毫升豆浆，对健康是有益的。

不过，大豆虽然营养价值高，但在食用时要注意以下几点：

人工合成的大豆异黄酮，特别是那些以"补充剂"形式提供的，可能会增加患癌的风险。因此，多吃点豆制品是植物异黄酮最好的补充形式。

大豆中含有两种不能被人体消化吸收的糖（棉子糖、水苏糖），故过量食用大豆，大肠的微生物对这两种糖进行发酵产气，容易出现腹胀、消化不良等不适症状。

大豆含嘌呤较多，过多食用会加重肾脏的负担，不利于身体健康；而且对于甲状腺癌伴有痛风的患者，也不宜多食大豆。

甲状腺癌与"发物"有关吗

现在很多癌症患者，包括甲状腺癌患者，常常咨询笔者：社会上流传着一种说法，鸡是发物，不能吃，可以吃鸭；竹笋也是发物，要避而远之……患者会列出一堆所谓的发物清单，并且问这些食物到底能不能吃，是否吃了就会引起癌症复发？

其实，对发物的问题笔者已经在多种场合，包括给癌症患者的饮食讲座、2012 年出版和 2016 年再版的《生了癌，怎么吃：何裕民教授饮食抗癌新视点》等书籍中给予了明确说明，并指出：癌症和发物无关。

传统意义上所谓的"发"，是指由于过敏体质或过敏性疾病，如哮喘、荨麻疹和其他皮肤病患者等，吃了某些食物，特别是异体蛋白质类的，如牛奶、虾、海鲜等之后，很容易诱发过敏。但癌症并非过敏性疾病，故不属此列，跟吃不吃发物没有太大关系，所以没必要太过忌口。

何裕民教授曾经治疗过一位甲状腺癌患者，治疗后的情况控制得不错。她和何裕民教授说："何教授，我特别爱吃鸡肉，但现在都不能再吃了，一吃就拉肚子，人们也常说鸡容易发，是不是以后都没办法吃鸡了，而且其他的一些发物也都不要吃了？"何裕民教授给她支了小小的一招：建议她每天都吃一点助消化的多酶片。因为癌症患者化疗后，消化道分泌消化酶的功能下降了，增加点酶制剂往往有助于消化吸收。她吃了几天后，就兴奋地告诉何裕民教授：我吃鸡再也不拉肚子了，身上也不痒了。

其实，有不少肿瘤患者像这位患者一样，吃了某些食物就会表现出不适，甚至腹泻等，很多癌症患者就认为，这类食物就是发物。其实，这大多是由于癌症患者经历过化疗等创伤之后，使患者的消化功能受到重创，胃肠道原本分泌消化酶的某些细胞遭到了破坏，导致消化酶分泌减少，所以会使患者丧失对相应食物的消化吸收能力，食后易诱发肠功能紊乱，出现不耐受现象。正如这位患者一样，出现对食物不耐受，用点消化酶适当调整一下帮助消化，也可以用中药进行调整，同时少吃点大鱼大肉，往往能缓解不适症状。

关于不能吃鸡，能吃鸭的说法，何裕民教授指出鸡和鸭都属于家禽类，两者营养价值都挺高，营养上两者也差异不大。只是强调饲养场的鸡，少吃为好；农民散养的鸡不错；炸鸡等食物还是少吃为好。

而竹笋自古被视为菜中珍品，味道鲜美，含有丰富的蛋白质、氨基酸、糖类、钙、磷、铁和 B 族维生素等营养成分，具有低脂肪、多纤维的特点，能促进胃肠蠕动，利于排便，故有清肠胃、消食胀之功。而竹笋乃发物之说，也证据不足，临床未见到因食用竹笋而引起癌症复发的相关报道。

总之，甲状腺癌患者不要因道听途说的一些所谓发物的说法而随意忌口，合理膳食、增强营养，才有利于患者治疗和康复。

盲目忌嘴，不提倡

不少医药文献中都有"忌口"的记载，在民间也广为流传。比如治痢疾时忌食油腥之物；治疗胃病忌食辛辣食物；治疗感冒就应以清淡饮食为主；癌症患者忌食油炸食品和酒等。

甲状腺癌患者以女性居多，女性对饮食一向比较注意。有些患者可能有这样一种观念，就是营养越好，癌症就会生长得越快，所以就严格控制饮食，饮食特别小心，宁可自己吃得少一点、素一点，甚至这个也不吃那个也不吃，绝对讲忌讳。如本来喜欢吃鱼的，现在不敢吃了，特别对海鱼，恐而远之；听说肉类不能多吃，从此就吃素了；听说油多吃了不好，从此就滴油不进；喝中药时就不敢吃绿豆和萝卜，不敢喝绿茶……诸如此类的禁忌很多。

患者希望通过"饥饿"疗法把癌细胞给"饿"死。殊不知，这样做的结果是肿瘤患者自己最终因为营养不良而被"饿"死了！

因此，饮食抗癌的第一原则就是强调食物多样化。维持健康的身体，就要把握住不偏食、多样化的原则！什么都吃，适可而止很重要。因此，甲状腺癌患者适度而合理的营养是癌症治疗和康复的有力支持。获得有效的营养支持，不仅可以提高手术的成功率，减少术后并发症，还可增强机体对放、化疗的耐受性，改善癌症患者的生存质量。

甲状腺癌患者适当的忌口是必要的，但要针对具体情况，讲究科学。正确的做法是：应强调食谱宜广，适当偏素、偏粗（粮），盲目拒食动物性食物也不可取。因后者可提供给人们许多素食中所不具备的必需成分，如优质蛋白质、必需氨基酸和脂肪等，只不过要注意适度食用。

因此，甲状腺癌患者和家属都要学习一些"吃"的科学方法，摒弃错误认知，使患者在与癌症抗争的过程中保持良好的体能和充沛的精力，力求做到胜券在握。

葱、姜、蒜等辛辣刺激性食物，会刺激癌症复发吗

忌食辛辣等刺激性食物好像已成为目前放之四海而皆准的饮食原则，几乎对任何疾病，都有这样的饮食建议，大众也是深信不疑，甚至有患者认为，食用生姜、葱、蒜等辛辣刺激性食物会刺激癌症复发。

然而，目前并没有权威报道显示，食用生姜、葱、蒜等辛辣刺激性食物会刺激癌症复发。

不仅如此，葱、姜、蒜本身也是中药，同时是居家烹调不可或缺的调味料，适当吃些生姜、葱、蒜等食物，对健康还有很多益处。

如中医学认为，生姜有温中散寒、发汗解毒、健胃止呕等

作用，可用于风寒感冒、畏寒呕吐等症。此外，密西根大学的研究发现，生姜能消除炎症，有助于防范癌症。

现代医学认为，葱能促进血液循环、刺激排汗、解毒和促进消化液分泌，经常食用有益于健康。葱中含硒丰富，硒是抗癌之王。硒能刺激人体免疫反应和环腺苷酸的积累，抑制癌细胞的分裂和生长。

咖喱是东南亚诸多国家食谱中不可缺少的作料。咖喱中含有一种姜黄素的化学物质，是有效且高效的抗癌物，它可以阻断癌细胞增殖，对预防癌症特别是白血病效果显著。有研究表明，姜黄素可以抑制多种癌细胞的生长，并诱导癌细胞的凋亡。其实，姜黄素还有许多其他方面的保健功效，如降低胆固醇作用，减少脏器脂肪沉积，抑制过氧化脂质的合成，从而防止高脂血症的发生。

当然，对于患有消化性溃疡、胃出血等患者，要少吃葱、姜、蒜等食物。

含碘中药到底喝不喝

其实，除了人们认为的一些食物富含碘以外，有些中药含碘也不低。不同的测定方法，中药中含碘量有一定的差别。有学者从治瘿中药内筛选使用频次较高的中药，如海藻、昆布、夏枯草、牡蛎、当归、浙贝母、生地黄、黄药子，采用砷铈催化分光光度法（该法敏感性高，准确性好，经济、方便，是迄今为止使用最为广泛的碘测定方法，被世界多国碘缺乏病的防治和监测部门采用）测定各中药的碘含量，结果表明，海藻、昆布含碘量最高，其他消瘿中药内夏枯草含碘量相对较高，其余中药如当归、浙贝母等则含碘量较低。

而上述中药中的海藻、昆布、黄药子、夏枯草等具有软坚散结的作用，是古代用于治疗浊痰瘀血等结聚有形病证的方法，用现代话来说，就是这些中药可以帮助消除人体的一些结节、肿块和癌症等。正因为这些中药有此作用，临床上对这些富碘的中药是否可以用于治疗甲状腺癌，说法不一。

何裕民教授长期从事肿瘤的临床治疗，积累了丰富的实践经验。何裕民教授认为，古人没法区分恶性肿瘤和良性肿瘤，凡肿块都习惯用软坚散结的方法，而且，过去的肿块主要是炎症和缺碘性甲状腺肿大（瘿瘤）为主体的，所以，这就变成一种很经典的医疗方法。

现如今，甲状腺癌的发生，尤其是沿海地区的患者，往往与体内碘过多有关，碘不足的较少，如果再用含碘量高的药物，往往会加重病情。因此，在运用这些软坚散结中药时，需谨慎从之。

何裕民教授曾说起下面这个案例。

何裕民教授曾治疗过一个肺癌双肺转移的高级工程师，化疗效果不好，后来长期在门诊这儿接受中药治疗。那时靶向治疗还没流行，用中药治疗，病情一直非常稳定，有三四年了。

有一年春节家庭聚会，有亲戚说多吃含碘东西，如海带、紫菜类的东西，可软坚散结，对治疗癌症有好处。她查了资料，确有这个说法。因求生心切，就每天大量吃海带。

几个月后，突然发现颈部出现硬的结节。因为她的肺部病情一直很稳定。活检一查，这个结节不是来自肺癌，而是来自甲状腺。再一了解，是海带促进了甲状腺癌的复发。

原来，她年轻时曾经做过甲状腺结节手术，当时是介乎良性与恶性之间。她大量食用软坚散结的东西对肺癌并没有多大帮助，却促使了原来已非常稳定的甲状腺癌细胞的活跃，导致了很严重的后果。

因此，临床运用富碘的软坚散结中药时，需根据患者所患疾病，谨慎使用，否则很可能弊大于利。

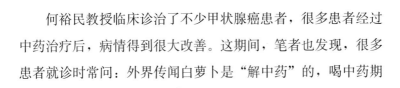

白萝卜"解中药"吗

何裕民教授临床诊治了不少甲状腺癌患者，很多患者经过中药治疗后，病情得到很大改善。这期间，笔者也发现，很多患者就诊时常问：外界传闻白萝卜是"解中药"的，喝中药期间不能吃萝卜对吗？

确实，临床中不仅是甲状腺癌患者有此疑问，其他癌症患者往往也有这样的困惑，在此做一分析。

首先，白萝卜富含膳食纤维，相当于现代医学的"胃肠动力剂"，可促进胃肠蠕动，减少便秘；白萝卜还含有一定的消化酶，可刺激消化液分泌，促进消化。当今社会，人们往往饮食肥甘厚味比较多，容易造成消化不良，常食白萝卜有助消化的作用。笔者常建议那些过食滋腻之品导致腹胀的人，多食用一些白萝卜（煲汤）；也会让手术及放、化疗后的患者喝点白萝卜汤，以促进胃肠排气，促进患者进食，疗效颇佳。

其次，民间有白萝卜破气的说法，对人参类补气药有消解作用。但具有破气作用的中药不少，如青皮、枳实、三棱、莪术等，难道凡是用了破气的中药就会"消解"补气药的功效？这种说法站不住脚。

而且临床上甲状腺癌患者一般状况较好，营养不良、体虚的较少。因此，我们一般不主张患者吃人参，不主张乱补，吃萝卜又有何妨呢？

相反，它还是一味很好的抗癌药，临床常用的莱菔子就是萝卜子，可调理肠胃、消食化痰、通腑气、消胀满，对于临床常见的消化不良、咳嗽者，是一味常用的中药。不仅如此，萝卜叶也有很好的药用价值，能消食理气，适用于食滞不消、泻痢等。

因此，多吃萝卜是明智的选择！

填鸭式进补不可取，对症施膳更有益

笔者在跟随何裕民教授临床实践过程中，经常会碰到以下情况：患者看完病以后，经常会向何裕民教授询问："何教授，我平时可以吃什么？家人看我体质较差，想让我补补，吃点甲鱼、鸽子汤之类的，可以吗？亲戚朋友来看我，送了很多补品，如蛋白粉、冬虫夏草，能吃吗？"诸如此类的疑问很多。

患者患病后希望治疗的同时或康复期，通过合理的饮食营养和膳食调配来增强体质，增强抵抗力，尽快康复，完全可以理解。但我们在临床实践中发现，事实上很多患者不会吃，或者说得了肿瘤之后不知道吃什么好，有很多误区。有很多家属唯恐患者营养不良，消化功能刚有所恢复，胃口刚一开，即填鸭式地灌个饱。但常常事与愿违，补没"速成"，反倒加害于患者。

甲状腺癌在众多癌症中，属于预后较好的一类，手术后对机体的损伤也较小，过度补益反而对患者不利。

同时，临床上需要根据患者的不同症状，采用适宜的调补方法。若患者出现食欲不振、大便溏薄、舌淡苔白、脉虚细等症状，这时可选择吃柑橘、玉米、薏苡仁、淮山药、黄芪、党参、扁豆等健脾益气、理气化湿的食物；如果出现面色㿠白、神疲乏力、气短、眩晕心悸，舌质淡，脉虚弱等症状，可选择吃党参、冬虫夏草、生白术等补气养血、健脾补肾的食物。

如果患者进行碘-131治疗出现不同程度的口干、头晕、烦躁、失眠、口苦、舌红苔黄或光剥、脉细数等症状，此时可食用如雪梨、荸荠、柠檬、银耳等清肺养胃、滋润生津的食物。对于伴有咳嗽痰多的患者，可适当食用梨、橘、莲藕以清热止咳；也可适当进食瘦肉、鱼虾、禽蛋等清补食品。

何裕民教授有位北京的甲状腺癌患者黄先生，黄先生是一家公司的老总，经过多年的打拼，在事业上取得了非常好的成就。偶尔一次，黄先生到医院做体检，经超声发现颈部有2厘米左右的甲状腺结节，后经手术确诊为甲状腺乳头状癌，手术切除后，一直服用优甲乐。服药期间，黄先生出现一些副作用，如饮食、睡眠不好，肠胃功能紊乱，严重时还会出现呕吐与头晕等症状。加上平时应酬多、熬夜、劳累等，这些不适症状就更严重了。

后有朋友建议黄先生可以食用一些补品，如牛樟芝、红参、蛋白粉、燕窝等。黄先生服用了1个月后症状虽有所好转，但经常出现腹胀、便秘、鼻出血等不适。

后经其他病友介绍，黄先生到何裕民教授处就诊，谈及饮食问题，何教授纠正了他之前的饮食误区，建议患者停服那些补品，减少应酬，作息规律，1个月后复查甲状腺功能，根据指标情况调整日常饮食，饮食以清淡为主，适量补充优质蛋白质。黄先生听从何教授的建议，基本不应酬，不吃补品，一段时间下来，状态明显好转。

俗话说"病从口入"。对于甲状腺癌患者，"病从口入"有着更加特殊的意义。处于康复期的患者，身体的各项功能处在逐步恢复中，然而经历手术及其他治疗后，身心受到损害，需要很好地调治。这时候任何过激过度行为，如不当的饮食都会对患者造成不利的影响。

别乱补营养补充剂

甲状腺癌患者女性较多，女性本就很注意饮食，油腻肥甘的食物吃得较少，蔬果吃得较多。很多患者认为蔬果中含有丰富的维生素和矿物质，对人体有益，多补充这些营养素，会更有利于健康。因此，肿瘤患者中（包括甲状腺癌患者）补充维生素、矿物质营养品的不在少数，加之商家和媒体的宣传，使得很多肿瘤患者认为维生素和矿物质对人体多多益善，多摄入维生素和矿物质代表了一种更健康的饮食方式。其实在补充营养品的问题上，很多患者存在误区。

愈来愈多的科学研究证实：大量摄取合成的维生素和矿物质营养品，不但没有益处，甚至可能对身体造成负面的伤害。

研究表明：当我们对身体需要的某一个营养成分，大量滥用之后，身体的回馈机制就会被麻痹。因为它认为我们的身体永远不虞匮乏，它的自我调节能力就会减弱甚至丧失。对人体所需营养素，科学界大都界定了其在健康范围内需要摄入的量，达到某种摄入量后，人们不会出现因某种营养素摄入不足而导致的营养缺陷问题，但不存在多多益善之理。当维生素摄入量超过某一限度时，损害健康的危险性随之增大。

而且，因发现脱氧核糖核酸（DNA）"双螺旋"结构而荣获诺贝尔奖的詹姆斯·沃森教授研究认为："癌症晚期患者服用含有抗氧化剂的多种维生素片，会阻碍自身的治疗。"并在权威的英国皇家科学学会《开放生物学》杂志发出警告：晚期癌症患者，别乱用维生素。

长期以来，含有抗氧化剂，如维生素 A、维生素 C 和维生素 E 的人工合成的营养补充品，一直是癌症领域辩论的话题。一些研究认为，它们可以产生适度的防癌效果。而沃森教授明确说：这种药片可能弊大于利。他在研究论文中声称，这些营养补充品会产生高水平的抗氧化剂，使化疗和放疗等治疗方法"罢工"，从而成为晚期癌症无法治愈的原因之一。

另外，蔬菜和水果中除了含有维生素和矿物质以外，还含有一些的植物化学物。可以说，植物化学物与维生素、矿物质和膳食纤维一样，都是蔬果中发挥抗癌作用的重要成分，且以目前的研究能力及水平，人类还很难区分蔬菜和水果中每一种成分在降低疾病危险性中究竟起多大的作用。

因此，营养必须考虑整体，而非单一，各种维生素和矿物质的营养品也不能取代完整的食物。多吃天然的蔬菜和水果，才是你膳食的明智之选！

附录 A 常见食物含碘量一览表

常见食物含碘量一览表

食物中可食部的含碘量

种类	食物名称	含量（微克/100 克）
菌菇藻类	海带（干）	36 240
	苔菜	3486
	紫菜（干）	2729
	海带（鲜）	113.9
	木耳（黑、干）	59.3
	木耳（黑，鲜，代表值）	13.5
	银耳	3.0
	口蘑	1.6
	蘑菇	1.3
	杏鲍菇	1.2
	金针菇（代表值）	0.4
鱼虾蟹贝类	贻贝（淡菜）	346.0
	虾皮	264.5
	鲍鱼（鲜）	102.0
	牡蛎	66.0
	多宝鱼	33.4
	海参（养殖）	20.3

种类	食物名称	含量（微克/100 克）
鱼虾蟹贝类	基围虾	16.1
	小黄鱼（养殖）	11.6
	海鳗	11.3
	黑鱼	6.5
	带鱼	5.5
	鲤鱼	4.7
调味品类	芝麻海带丝	642
	番茄酱	527.0
	蚝油	13.1
	米醋	2.1
	草菇老抽	1.9
	榨菜	1.5
	生抽	1.3
豆类及其制品	赤小豆（红小豆）	7.8
	黄豆面（代表值）	5.7
	大豆	5.2
	绿豆	5.0
	豆腐	4.4
	豆腐皮	4.8
	蚕豆	1.3
蛋奶类	鸡蛋	22.5
	牛奶	1.9
	酸奶	0.9
蔬菜类	小白菜	10.0
	大白菜	2.4
	香椿	1.7
	丝瓜	1.4
	芹菜（代表值）	1.3

种类	食物名称	含量（微克/100 克）
蔬菜类	胡萝卜	1.2
	豆角（代表值）	1.2
	黄瓜	1.0
	西葫芦（代表值）	0.8
	番茄（代表值）	0.7
畜禽肉类	鸡肝（代表值）	4.5
	瘦牛肉（代表值）	4.1
	鸡胸脯肉	3.2
	瘦羊肉	2.9
	猪肝	2.9
	瘦猪肉	1.9
薯类	紫薯	2.5
	土豆	1.2
	红薯	0.5
坚果种子类	核桃	10.4
	开心果	10.3
	花生米	2.7
	黑芝麻	1.2
谷类及制品	胚芽米	8.4
	荞麦面	6.8
	糙米	4.0
	小米	3.7
	糯米	2.0
	小麦粉（代表值）	1.5
	大米（代表值）	1.4
	玉米面（代表值）	0.7

数据来源：杨月欣. 中国食物成分表标准版［M］. 第 6 版/第二册. 北京：北京大学医学出版社，2018.

图书在版编目（CIP）数据

精准饮食抗癌智慧. 生了甲状腺癌，怎么吃 / 孙丽红，倪红梅主编. — 长沙 ：湖南科学技术出版社，2022.12
ISBN 978-7-5710-1995-2

Ⅰ. ①精… Ⅱ. ①孙… ②倪… Ⅲ. ①甲状腺疾病－腺癌－食物疗法 Ⅳ. ①R273.059

中国国家版本馆 CIP 数据核字(2023)第 005482 号

JINGZHUN YINSHI KANG'AI ZHIHUI SHENG LE JIAZHUANGXIAN'AI，ZENME CHI

精准饮食抗癌智慧 生了甲状腺癌，怎么吃

主　　编：孙丽红　倪红梅
出 版 人：潘晓山
责任编辑：梅志洁
出版发行：湖南科学技术出版社
社　　址：长沙市芙蓉中路一段 416 号泊富国际金融中心
网　　址：http://www.hnstp.com
邮购联系：0731-84375808
印　　刷：长沙艺铖印刷包装有限公司
　　　　　（印装质量问题请直接与本厂联系）
厂　　址：长沙市宁乡高新区金洲南路 350 号亮之星工业园
邮　　编：410604
版　　次：2022 年 12 月第 1 版
印　　次：2022 年 12 月第 1 次印刷
开　　本：880mm×1230mm　1/32
印　　张：5.5
字　　数：109 千字
书　　号：ISBN 978-7-5710-1995-2
定　　价：38.00 元